JN335741

衛生薬学サブノート

神戸薬科大学教授　　　神戸学院大学薬学部教授
岡野登志夫　　　　　山﨑　裕康

愛知学院大学薬学部教授　北陸大学薬学部教授
佐藤　雅彦　　　　　鍛冶　利幸

編　集

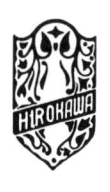

東京 廣川書店 発行

執　筆　者（順不同）

足立　昌子：神戸薬科大学薬学部　教授，薬学博士

岡野登志夫：神戸薬科大学薬学部　教授，薬学博士

岡本　正志：神戸学院大学薬学部　教授，薬学博士

鍛冶　利幸：北陸大学薬学部　教授，薬学博士

紀氏　健雄：神戸学院大学　名誉教授，薬学博士

佐藤　雅彦：愛知学院大学薬学部　教授，薬学博士

高橋　隆幸：神戸学院大学薬学部　講師，薬学博士

藤原　泰之：愛知学院大学薬学部　准教授，薬学博士

津川　尚子：神戸薬科大学薬学部　講師，薬学博士

山﨑　裕康：神戸学院大学薬学部　教授，薬学博士

山本　千夏：北陸大学薬学部　准教授，薬学博士

渡部　一仁：摂南大学薬学部　教授，薬学博士

はじめに

　衛生薬学は，科学的知識や技術を基盤として，人やその集団の健康の維持と増進，ならびに生活環境，ひいては地球環境の保全について考える薬学の学問領域の1つです．

　薬学教育モデル・コアカリキュラムでは，衛生薬学と同じ意味で「健康と環境」という言葉が使われています．薬学教育といえば，"薬をつくる"あるいは"薬をつかう"といった"薬の専門家"を育てることが主な目的と思われがちですが，病気や健康被害の発生を防止するには予め何をしておくべきか（予防）を考え，その原因と対策について学ぶ（予防薬学）ことも等しく重要な教育目標であるといえます．

　「健康と環境」といっても，その学習の対象となるのは微生物から地球規模の自然環境まで多種多様です．また，個人の健康のみならず集団としての健康についても理解しなければなりません．

　さらに，どのような状態が正常で，どのようになると異常が起こったと判断するのか，様々な試験法の原理や実際の操作法についても学ぶ必要があります．具体的には，健康の分野で，栄養と健康に関連して栄養素，食品の品質，食中毒など，社会・集団と健康に関連して人口統計，保健統計，健康と疾病をめぐる日本の現状，疫学など，疾病予防に関連して感染症，生活習慣病，職業病の予防などについて学びます．

　また，環境の分野では，化学物質の生体への影響に関連して化学物質の代謝，毒性，中毒措置など，生活環境と健康に関連して地球環境と生態系，水・大気環境，室内環境，廃棄物，環境保全と法的規制などについて学びます．

　いずれの大学でも，衛生薬学に関連した重要事項を学生向けに解説した教科書が講義で用いられていると思います．しかし，衛生薬学は広範囲かつ膨大な内容を含んでいるため，学生にとって教科書が必ずしも勉強しやすい教材とはいえない場合があります．

　また，講義で，教科書の補完としてプリントが配られたり，先生が板書したものを教科書に書き込んだり，ノートに書き写したりすることもあるでしょう．しかし，このような資料を試験前に見直した時に，何か一貫性に欠け，不十分さを感じた経験はありませんか．

　本書は，衛生薬学の教科書と一緒に使用し，重要事項を空欄に自分で記入していくことにより，単元ごとに自然に基礎的事項を覚え，理解が深まっていくように構成されています．また，章末ごとに基本問題と応用問題を掲げてありますので，学内試験，共用試験（CBT），薬剤師国家試験の対策にも利用していただけることを期待しています．

最後に本書の発行に際して，御協力いただきました神戸薬科大学八田容子氏，廣川書店企画室長島田俊二氏，編集課長荻原弘子氏をはじめ，編集部の関係各位に深く感謝を申し上げます．

2009 年 3 月

編　者

本書の使い方

　本書は、薬学における衛生薬学領域を代表する［健康と環境］を学ぶうえで、必要なすべての基本的事項が一冊に纏まるように構成されています。
　あらかじめ自分の力で考え、調べながら、記入することで、［健康と環境］に関する基礎知識を頭の中で整理し理解できるようになっています。先生が講義した内容を補足・確認しながら、あなた自身のオリジナルな衛生薬学サブノートに完成させてください。
本書の特徴は以下に記すとおりです。

1. □は薬学教育モデル・コアカリキュラムにおける［健康と環境］の一般目標と到達目標に対応する SBO です。共用試験（CBT）の薬学専門教育における［健康と環境］の出題範囲のすべての到達目標が掲げられています。CBT のみならず薬剤師国家試験の勉強にも役立つよう工夫されています。
2. 学習のポイントは、これから学習する内容の重要事項を簡潔に纏めたものです。学習内容によっては、重要事項の相互関係をイメージしやすいように、流れ図やイラストで示しています
3. 本文中には、SBO（たとえば□1）ごとに大項目（1-1、1-2、-　）、中項目（(1)、2)、--)、小項目（a)、b)、- -）の順に番号またはアルファベット記号を付けて見出し語が書かれています。空いている部分に、講義中に先生が黒板に書かれた重要事項を記入し、補足して行きましょう。また、（　　　　　）や表・図中の空欄部分にも確認しながら記入していきましょう
4. 章末の基本問題は、学習内容についての基本的な知識・理解を確認するための問題です。単に〇×を答えるのではなく、文章をよく読んでどの部分が間違っているのか、どうすれば正しい文章になるのかを考えてください。学内の試験や CBT の対策に役立ててください。解答は巻末に掲載しています。
5. 章末の応用問題は、過去に薬剤師国家試験問題として出題されたものです。確実に解答していくためには、より深い知識・理解が必要です。基本問題の場合と同様に、何度も文章を読み返し、自信を持って正解が出せるようになりましょう。国家試験対策に役立ててください。解答は巻末に掲載しています。
6. 巻末の索引には、本書に印刷された重要語句のみが掲載されています。自分がサブノートに記入した重要語句については、それらが重要語句であることがわかるように蛍光ペンなどでマークしてください。

薬学教育モデル・コアカリキュラムにおける [健康と環境]の一般目標（GIO）と到達目標（SBO）

一般目標と到達目標		対応する SBO
C11 健康	一般目標：人とその集団の健康の維持、向上に貢献できるようになるために、栄養と健康、現代社会における疾病とその予防に関する基本的知識、技能、態度を修得する．	
(1)栄養と健康	一般目標：健康維持に必要な栄養を科学的に理解するために、栄養素、代謝、食品の安全性と衛生管理などに関する基本的知識と技能を修得する．	
【栄養素】	1) 栄養素（三大栄養素、ビタミン、ミネラル）を列挙し、それぞれの役割について説明できる．	SBO1
	2) 各栄養素の消化、吸収、代謝のプロセスを概説できる．	SBO2
	3) 脂質の体内運搬における血漿リポタンパク質の栄養学的意義を説明できる．	SBO3
	4) 食品中のタンパク質の栄養的な価値（栄養価）を説明できる．	SBO4
	5) エネルギー代謝に関わる基礎代謝量、呼吸商、エネルギー所要量の意味を説明できる．	SBO5
	6) 栄養素の栄養所要量の意義について説明できる．	SBO6
	7) 日本における栄養摂取の現状と問題点について説明できる．	SBO7
	8) 栄養素の過不足による主な疾病を列挙し、説明できる．	SBO8
【食品の品質と管理】	1) 食品が腐敗する機構について説明できる．	SBO9
	2) 油脂が変敗する機構を説明し、油脂の変質試験を実行できる．（知識・技能）	SBO10
	3) 食品の褐変を引き起こす主な反応とその機構を説明できる．	SBO11
	4) 食品の変質を防ぐ方法（保存法）を説明できる．	SBO12
	5) 食品成分由来の発がん物質を列挙し、その生成機構を説明できる．	SBO13

	6) 代表的な食品添加物を用途別に列挙し、それらの働きを説明できる．	SBO14
	7) 食品添加物の法的規制と問題点について説明できる．	SBO15
	8) 主な食品添加物の試験法を実施できる．（技能）	SBO16
	9) 代表的な保健機能食品を列挙し、その特徴を説明できる．	SBO17
	10) 遺伝子組換え食品の現状を説明し、その問題点について討議する．（知識・態度）	SBO18
【食中毒】	1) 食中毒の種類を列挙し、発生状況を説明できる．	SBO19
	2) 代表的な細菌性・ウィルス性食中毒を列挙し、それらの原因となる微生物の性質、症状、原因食品および予防方法について説明できる．	SBO20
	3) 食中毒の原因となる自然毒を列挙し、その原因、作用機構、症状の特徴を説明できる．	SBO21
	4) 代表的なマイコトキシンを列挙し、それによる健康障害について概説できる．	SBO22
	5) 化学物質（重金属、残留農薬など）による食品汚染の具体例を挙げ、人の健康に及ぼす影響を説明できる．	SBO23
(2) 社会・集団と健康	一般目標：社会における集団の健康と疾病の現状およびその影響要因を把握するために、保健統計と疫学に関する基本知識、技能、態度を修得する．	
【保健統計】	1) 集団の健康と疾病の現状を把握するうえでの人口統計の意義を概説できる．	SBO24
	2) 人口静態と人口動態について説明できる．	SBO25
	3) 国勢調査の目的と意義を説明できる．	SBO26
	4) 死亡に関するさまざまな指標の定義と意義について説明できる．	SBO27
	5) 人口の将来予測に必要な指標を列挙し、その意義について説明できる．	SBO28
【健康と疾病をめぐる日本の現状】	1) 死因別死亡率の変遷について説明できる．	SBO29
	2) 日本における人口の推移と将来予測について説明できる．	SBO30
	3) 高齢化と少子化によりもたらされる問題点を列挙し、討議する．（知識・態度）	SBO31

【疫学】	1) 疾病の予防における疫学の役割を説明できる．	SBO32
	2) 疫学の三要因（病因・環境要因・宿主要因）について説明できる．	SBO33
	3) 疫学の種類（記述疫学・分析疫学など）とその方法について説明できる．	SBO34
	4) 患者・対照研究の方法の概要を説明し、オッズ比を計算できる．（知識・技能）	SBO35
	5) 要因・対照研究（コホート研究）の方法の概要を説明し、相対危険度、寄与危険度を計算できる．（知識・技能）	SBO36
	△6) 医薬品の作用・副作用の調査における疫学的手法の有用性を概説できる．	SBO37
	△7) 疫学データを解釈するうえでの注意点を列挙できる．	SBO38
(3) 疾病の予防	一般目標：公衆衛生の向上に貢献するために、感染症、生活習慣病、職業病についての現状とその予防に関する基本的知識、技能、態度を修得する．	
【健康とは】	1) 健康と疾病の概念の変遷と、その理由を説明できる．	SBO39
	2) 世界保健機構（WHO）の役割について概説できる．	SBO40
【疾病の予防とは】	1) 疾病の予防について、一次、二次、三次予防という言葉を用いて説明できる．	SBO41
	2) 疾病の予防における予防接種の意義について説明できる．	SBO42
	3) 新生児マススクリーニングの意義について説明し、代表的な検査項目を列挙できる．	SBO43
	△4) 疾病の予防における薬剤師の役割について討議する．（態度）	SBO44
【感染症の現状とその予防】	1) 現代における感染症（日和見感染、院内感染、国際感染症など）の特徴について説明できる．	SBO45
	2) 新興感染症および再興感染症について代表的な例をあげて説明できる．	SBO46
	3) 一、二、三類感染症および代表的な四類感染症を列挙し、分類の根拠を説明できる．	SBO47
	4) 母子感染する疾患を列挙し、その予防対策について説明できる．	SBO48

	5) 性行為感染症を列挙し、その予防対策と治療について説明できる	SBO49
	6) 予防接種法と結核予防法の定める定期予防接種の種類をあげ、接種時期などを説明できる．	SBO50
【生活習慣病とその予防】	1) 生活習慣病の種類とその動向について説明できる．	SBO51
	2) 生活習慣病のリスク要因を列挙できる．	SBO52
	3) 食生活と喫煙などの生活習慣と疾病のかかわりについて説明できる．	SBO53
【職業病とその予防】	1) 主な職業病を列挙し、その原因と症状を説明できる．	SBO54
C12 環境	一般目標：人の健康にとってより良い環境の維持と向上に貢献できるようになるために、化学物質の人への影響、および生活環境や地球生態系と人の健康との関わりについての基本的知識、技能、態度を修得する．	
(1) 化学物質の生体への影響	一般目標：有害な化学物質などの生体への影響を回避できるようになるために、化学物質の毒性などに関する基本的知識を修得し、これに関連する基本的技能と態度を身につける．	
【化学物の代謝・代謝的活性化】	1) 代表的な有害化学物質の吸収、分布、代謝、排泄の基本的なプロセスについて説明できる．	SBO55
	2) 第Ⅰ相反応がかかわる代謝、代謝的活性化について概説できる．	SBO56
	3) 第Ⅱ相反応がかかわる代謝、代謝的活性化について概説できる．	SBO57
【化学物質による発がん】	1) 発がん性物質などの代謝的活性化の機構を列挙し、その反応機構を説明できる．	SBO58
	2) 変異原性試験（Ames 試験など）の原理を説明し、実施できる．（知識・技能）	SBO59
	3) 発がんのイニシエーションとプロモーションについて概説できる．	SBO60
	△4) 代表的ながん遺伝子とがん抑制遺伝子をあげ、それらの異常とがん化との関連を説明できる．	SBO61
【化学物質の毒性】	1) 化学物質の毒性を評価するための主な試験法を列挙し、概説できる．	SBO62

【化学物質の毒性】	2) 肝臓、腎臓、神経などに特異的に毒性を示す主な化学物質を列挙できる．	SBO63
	3) 重金属、農薬、PCB、ダイオキシンなどの代表的な有害化学物質の急性毒性、慢性毒性の特徴について説明できる．	SBO64
	4) 重金属や活性酸素による障害を防ぐための生体防御因子について具体例をあげて説明できる．	SBO65
	5) 毒性試験の結果を評価するのに必要な用量－反応関係、閾値、無毒性量（NOAEL）などについて概説できる．	SBO66
	6) 化学物質の安全摂取量（1日許容摂取量など）について説明できる．	SBO67
	7) 有害化学物質による人体影響を防ぐための法的規制（化審法など）を説明できる．	SBO68
	8) 内分泌撹乱化学物質（環境ホルモン）が人の健康に及ぼす影響を説明し、その予防策を提案する．（態度）	SBO69
【化学物質による中毒と処置】	1) 代表的な中毒原因物質の解毒処置法を説明できる．	SBO70
	△2) 化学物質の中毒量、作用器官、中毒症状、救急処置法、解毒法を検索することができる．（技能）	SBO71
【電離放射線の生体への影響】	1) 人に影響を与える電離放射線の種類を列挙できる．	SBO72
	2) 電離放射線被曝における線量と生体損傷の関係を体外被曝と体内被曝に分けて説明できる．	SBO73
	3) 電離放射線および放射性核種の標的臓器・組織をあげ、その感受性の差異を説明できる．	SBO74
	4) 電離放射線の生体影響に変化を及ぼす因子（酸素効果など）について説明できる．	SBO75
	5) 電離放射線を防御する方法について概説できる．	SBO76
	6) 電離放射線の医療への応用について概説できる．	SBO77
【非電離放射線の生体への影響】	1) 非電離放射線の種類を列挙できる．	SBO78
	2) 紫外線の種類を列挙し、その特徴と生体に及ぼす影響について説明できる．	SBO79
	3) 赤外線の種類を列挙し、その特徴と生体に及ぼす影響について説明できる．	SBO80

(2)生活環境と健康	一般目標：生態系や生活環境を保全、維持するために、それらに影響を及ぼす自然現象、人為的活動を理解し、環境汚染物質などの成因、人体への影響、汚染防止、汚染除去などに関する基本的知識と技能を修得し、環境の改善に向かって努力する態度を身につける.	
【地球環境と生態系】	1) 地球環境の成り立ちについて概説できる.	SBO81
	2) 生態系の構成員を列挙し、その特徴と相互関係を説明できる.	SBO82
	△3) 人の健康と環境の関係を人が生態系の一員であることをふまえて討議する.（態度）	SBO83
	4) 地球規模の環境問題の成因、人に与える影響ついて説明できる.	SBO84
	5) 食物連鎖を介した化学物質の生物濃縮について具体例を挙げて説明できる.	SBO85
	6) 化学物質の環境内動態と人の健康への影響について例をあげて説明できる.	SBO86
	7) 環境中に存在する主な放射線核種（天然、人工）をあげ、人の健康への影響について説明できる.	SBO87
【水環境】	1) 原水の種類をあげ、特徴を説明できる.	SBO88
	2) 水の浄化法について説明できる.	SBO89
	3) 水の塩素処理の原理と問題点について説明できる.	SBO90
	4) 水道水の水質基準の主な項目を列挙し、測定できる.（知識・技能）	SBO91
	5) 下水処理および排水処理の主な方法について説明できる.	SBO92
	6) 水質汚濁の主な指標を水域ごとに列挙し、その意味を説明できる.	SBO93
	△7) DO、BOD、CODを測定できる.（技能）	SBO94
	8) 富栄養化の原因とそれによってもたらされる問題点を挙げ、対策を説明できる.	SBO95
【大気環境】	1) 空気の成分を説明できる.	SBO96
	2) 主な大気汚染物質を列挙し、その推移と発生源について説明できる.	SBO97
	3) 主な大気汚染物質の濃度を測定し、健康影響について説明できる.（知識・技能）	SBO98

	4) 大気汚染に影響する気象要因（逆転層など）を概説できる．	SBO99
【室内環境】	1) 室内環境を評価するための代表的な指標を列挙し、測定できる．（知識・技能）	SBO100
	2) 室内環境と健康との関係について説明できる．	SBO101
	3) 室内環境の保全のために配慮すべき事項について説明できる．	SBO102
	4) シックハウス症候群について概説できる．	SBO103
【廃棄物】	1) 廃棄物の種類を列挙できる．	SBO104
	2) 廃棄物処理の問題点を列挙し、その対策を説明できる．	SBO105
	△3) 医療廃棄物を安全に廃棄、処理する．（技能・態度）	SBO106
	4) マニフェスト制度について説明できる．	SBO107
	5) PRTR法について概説できる．	SBO108
【環境保全と法的規制】	1) 典型七公害とその現状、および四大公害について説明できる．	SBO109
	2) 環境基本法の理念を説明できる．	SBO110
	3) 大気汚染を防止するための法規制について説明できる．	SBO111
	4) 水質汚濁を防止するための法規制について説明できる．	SBO112

目　次

- 第1章　栄養素 …………………………………………… 1
- 第2章　食品の品質と管理 ……………………………… 25
- 第3章　食中毒 …………………………………………… 41
- 第4章　保健統計 ………………………………………… 47
- 第5章　健康と疾病をめぐる日本の現状 ……………… 57
- 第6章　疫　学 …………………………………………… 63
- 第7章　健康とは ………………………………………… 73
- 第8章　疾病の予防とは ………………………………… 75
- 第9章　感染症の現状とその予防 ……………………… 81
- 第10章　生活習慣病とその予防 ………………………… 95
- 第11章　職業病とその予防 ……………………………… 99
- 第12章　化学物質の代謝・代謝活性化 ………………… 101
- 第13章　化学物質による発癌 …………………………… 107
- 第14章　化学物質の毒性 ………………………………… 111
- 第15章　化学物質による中毒と処置 …………………… 121
- 第16章　電離放射線の生体への影響 …………………… 123
- 第17章　非電離放射線の生体への影響 ………………… 129
- 第18章　地球環境と生態系 ……………………………… 131
- 第19章　水環境 …………………………………………… 135
- 第20章　大気環境 ………………………………………… 145
- 第21章　室内環境 ………………………………………… 149
- 第22章　廃棄物 …………………………………………… 153
- 第23章　環境保全と法的規制 …………………………… 157
- 章末問題解答 ……………………………………………… 161
- 索　引 ……………………………………………………… 165

第 1 章　栄養素

1　栄養素（三大栄養素、ビタミン、ミネラル）を列挙し、それぞれの役割について説明できる（SBO1）

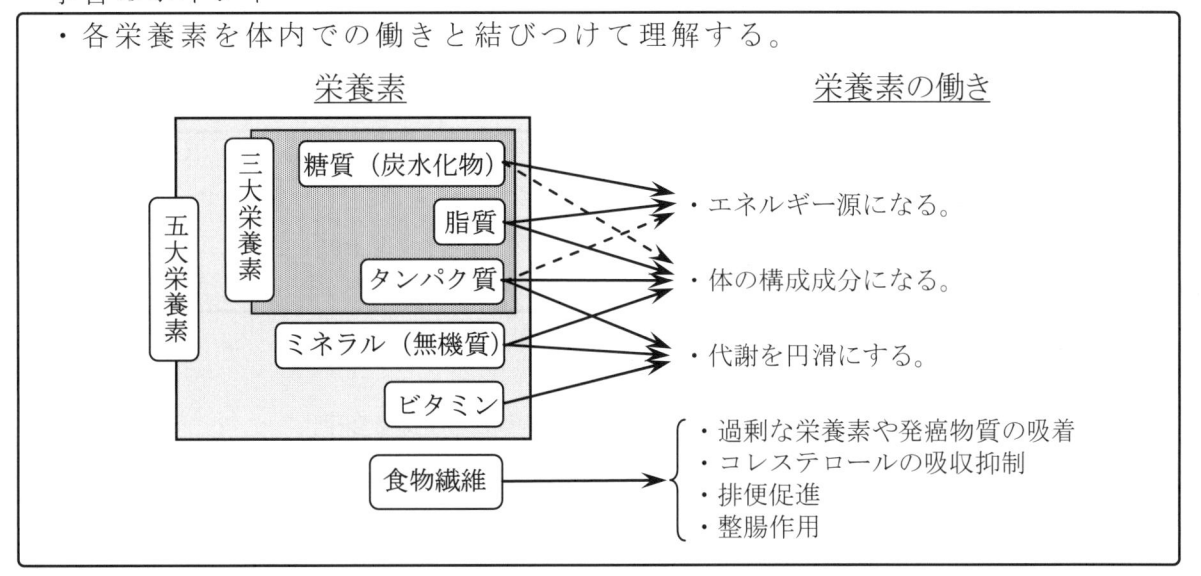

学習のポイント
・各栄養素を体内での働きと結びつけて理解する。

```
         栄養素                       栄養素の働き

 ┌─────────────────┐
 │ ┌─────────────┐ │
 │ │ 糖質（炭水化物） │─┐ ┐
 │ │   脂質      │─┼─┼──・エネルギー源になる。
 │三│ タンパク質   │─┘ │
 │大│             │   │
 五│栄│             │   │
 大│養│             │   ・体の構成成分になる。
 栄│素│             │
 養│ │ ミネラル（無機質） │─┐
 素│ │             │ │──・代謝を円滑にする。
 │ │  ビタミン    │─┘
 └─────────────────┘
    ┌─────────┐        ・過剰な栄養素や発癌物質の吸着
    │ 食物繊維 │─────→ ・コレステロールの吸収抑制
    └─────────┘        ・排便促進
                       ・整腸作用
```

1-1　三大栄養素

1) 糖質
   a) 定義

   b) グルコースの構造

              （鎖式構造）　　　　　　（ピラノース型構造）

   c) アルドースとケトースの構造上の特徴
     ・アルドース（代表的なアルドース：　　　　　　　　　　）

     ・ケトース（代表的なケトース：　　　　　　　　　　　）

d) 糖質の分類

分類		代表的な糖質名	働き・その他
単糖類	五炭糖	・	・核酸の構成単糖
	六炭糖	・グルコース ・ ・ ・	・生体の主なエネルギー源 ・スクロースの構成単糖の一つ ・ラクトースの構成単糖の一つ ・マンナンの構成単糖の一つ
二糖類	還元性 二糖類	・ ・	・グルコース＋グルコース ・グルコース＋
	非還元性 二糖類	・ ・トレハロース	・グルコース＋ ・グルコース＋
多糖類	ホモ 多糖類	・ ・デンプン ・ ・セルロース ・	・動物の貯蔵多糖 　（構成単糖：　　　　　） ・植物の貯蔵多糖 　（構成単糖：　　　　　） ・ （構成単糖：　　　　　） ・甲殻類の殻を構成 （構成単糖：　　　　　）
	ヘテロ 多糖類	・ ・	・コンニャクに多い。 構成単糖： ・抗血液凝固作用を持つ 構成単糖：

2) 脂質
　a) 定義

　b) 必須脂肪酸（定義）

　　　　n-3 系列の必須脂肪酸：
　　　　n-6 系列の必須脂肪酸：

c) 脂質の分類

分類			代表的な脂質名
単純脂質	油脂		
	ろう		
複合脂質	リン脂質	グリセロリン脂質	
		スフィンゴリン脂質	
	糖脂質	グリセロ糖脂質	
		スフィンゴ糖脂質	
誘導脂質	脂肪酸	飽和脂肪酸	
		不飽和脂肪酸　n-3系列	
		不飽和脂肪酸　n-6系列	
	ステロール		
	テルペン		

 d) エネルギーの貯蔵に働く脂質　　　　　　　　　　　　：
 e) 魚類に多く含まれる多価不飽和脂肪酸　　　　　　　　：
 f) プロスタノイドの前駆体となる脂肪酸　　　　　　　　：
 g) 胆汁酸やステロイドホルモンの前駆体となる脂質　　　：
 h) 細胞膜の主な構成成分となる脂質　　　　　　　　　　：
 i) 脳や神経組織に多い弱酸性のリン脂質　　　　　　　　：
 j) 細胞膜の内側や赤血球膜に多い酸性のリン脂質　　　　：
 k) 細胞内情報伝達に関わる脂質　　　　　　　　　　　　：
 l) おもにミトコンドリア膜に局在するリン脂質　　　　　：
 m) 神経系の細胞に多いスフィンゴリン脂質　　　　　　　：

3) タンパク質
 a) α-アミノ酸の基本構造

 b) 必須アミノ酸（定義）

c) アミノ酸の分類

分類		非必須アミノ酸	必須アミノ酸
中性アミノ酸	脂肪族アミノ酸	・	・ ・ ・
	ヒドロキシアミノ酸	・	・
	芳香族アミノ酸	・	・ ・
	含硫アミノ酸	・	・
	酸アミド	・ ・	
	イミノ酸	・	
酸性アミノ酸		・ ・	
塩基性アミノ酸		・	・ ・( )

※ただし、(   )は、乳幼児期のみの必須アミノ酸である。

d) タンパク質の分類

分類		補欠分子族	代表的なタンパク質名
単純タンパク質	球状タンパク質		
	繊維状タンパク質		
複合タンパク質	糖タンパク質		
	リポタンパク質		
	核タンパク質		
	リンタンパク質		
	フラビンタンパク質		
	色素タンパク質		
	金属タンパク質		

第1章 栄養素

1-2 ビタミン

1) 定義

2) 水溶性ビタミン

ビタミン名 （化合物名）	活性型（補酵素名）	生理作用	欠乏症
ビタミン B_1 （　　　　）			
ビタミン B_2 （　　　　）			
ビタミン B_6 （　　　　）			
ビタミン B_{12} （　　　　）			
葉酸			
ナイアシン （　　　　）			
パントテン酸			
ビオチン	—		
ビタミン C （　　　　）	—		

3) 脂溶性ビタミン

ビタミン名 （化合物名）	生理作用	欠乏症	過剰症
ビタミン A （　　　　）			
ビタミン D （　　　　）			

ビタミン E (　　　)			
ビタミン K₁ (　　　)			
ビタミン K₂ (　　　)			

・ヒトの対内で合成されるビタミン：

・腸内細菌で合成されるビタミン：

1-3 ミネラル（無機質）

1) おもな必須元素（必要量が　　　mg/日以上）

元素名	生理的役割	欠乏症	過剰症
カルシウム （Ca）			
リン （P）			
マグネシウム （Mg）			
ナトリウム （Na）			
カリウム （K）			
塩素 （Cl）			

2) おもな必須微量元素（必要量が　　　mg/日未満）

元素名	生理的役割	欠乏症	過剰症
鉄 （Fe）			
銅 （Cu）			
ヨウ素 （I）			

亜鉛 (Zn)			
コバルト (Co)			
マンガン (Mn)			
モリブデン (Mo)			
セレン (Se)			
フッ素 (F)			
クロム(3価) (Cr^{3+})			

1-4 食物繊維

a) 定義

b) 分類

分類	代表的な食物繊維名
水溶性食物繊維	
不溶性食物繊維	
非炭水化物性の食物繊維	

2　各栄養素の消化、吸収、代謝のプロセスを概説できる（SBO2）

学習のポイント

【栄養素の消化・吸収】

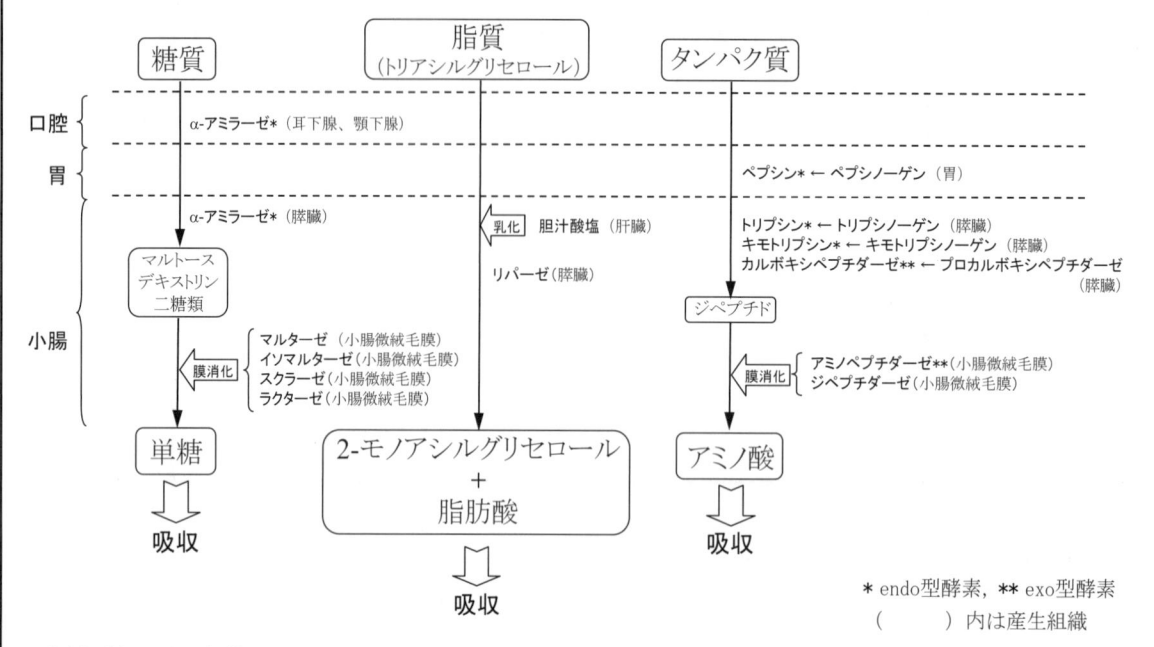

```
                    糖質              脂質              タンパク質
                                (トリアシルグリセロール)
       ┌─────────────────────────────────────────────────────────────
  口腔 │      α-アミラーゼ*（耳下腺、顎下腺）
       ├─────────────────────────────────────────────────────────────
   胃  │                                        ペプシン* ← ペプシノーゲン（胃）
       ├─────────────────────────────────────────────────────────────
       │      α-アミラーゼ*（膵臓）     ↓乳化  胆汁酸塩（肝臓）   トリプシン* ← トリプシノーゲン（膵臓）
       │                                                        キモトリプシン* ← キモトリプシノーゲン（膵臓）
       │      ┌マルトース┐                    リパーゼ（膵臓）   カルボキシペプチダーゼ** ← プロカルボキシペプチダーゼ
       │      │デキストリン│                                                                        （膵臓）
       │      │二糖類   │                                          ↓
  小腸 │      └─────┘                                         ジペプチド
       │          ↓  ┌マルターゼ（小腸微絨毛膜）                    ↓  ┌アミノペプチダーゼ**（小腸微絨毛膜）
       │       膜消化│イソマルターゼ（小腸微絨毛膜）              膜消化│ジペプチダーゼ（小腸微絨毛膜）
       │              │スクラーゼ（小腸微絨毛膜）                       └
       │              └ラクターゼ（小腸微絨毛膜）
       │          ↓                                                  ↓
       │         単糖           2-モノアシルグリセロール          アミノ酸
       │          ↓                    +                           ↓
       │         吸収                 脂肪酸                       吸収
       │                                ↓
       │                               吸収
       │                                          * endo型酵素, ** exo型酵素
       │                                            （　）内は産生組織
```

【糖質の代謝】
1) 解糖系 ⇒ クエン酸（TCA）回路 ⇒ 電子伝達系（好気的代謝）
2) 乳酸発酵（嫌気的代謝）
3) ペントースリン酸経路
4) グリコーゲンの生合成

【脂質の代謝】
1) 脂肪酸の活性化 ⇒ β酸化
2) ケトン体の生合成と利用
3) コレステロールの生合成
4) 脂肪酸の生合成
5) n-6系、n-3系不飽和脂肪酸の生合成

【アミノ酸の代謝】
1) アミノ基転移反応
2) 酸化的脱アミノ反応
3) 尿素回路
4) 糖原性アミノ酸とケト原性アミノ酸
5) 糖新生

2-1 栄養素の消化・吸収
1) 糖質の消化・吸収
   a) 管腔消化

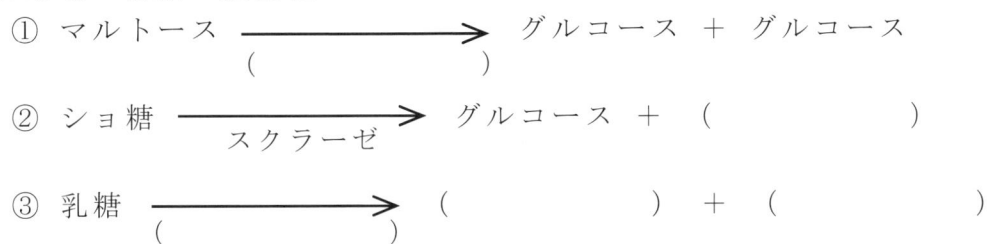

   b) おもな二糖類の膜消化
      ① マルトース ─────→ グルコース ＋ グルコース
              (   )
      ② ショ糖 ─────→ グルコース ＋ (   )
            スクラーゼ
      ③ 乳糖 ─────→ (   ) ＋ (   )
          (   )

   c) 腸管からのグルコースの吸収機構と運搬

2) 脂質の消化・吸収
   a) トリアシルグリセロールの消化・吸収

   b) 吸収された脂肪酸の体内での運搬
      ① 短鎖～中鎖脂肪酸

      ② 長鎖脂肪酸

3) タンパク質の消化・吸収
   a) 管腔消化と膜消化

   b) 腸管からのアミノ酸の吸収機構と運搬

2-2 糖質の代謝

1) 解糖系と TCA 回路

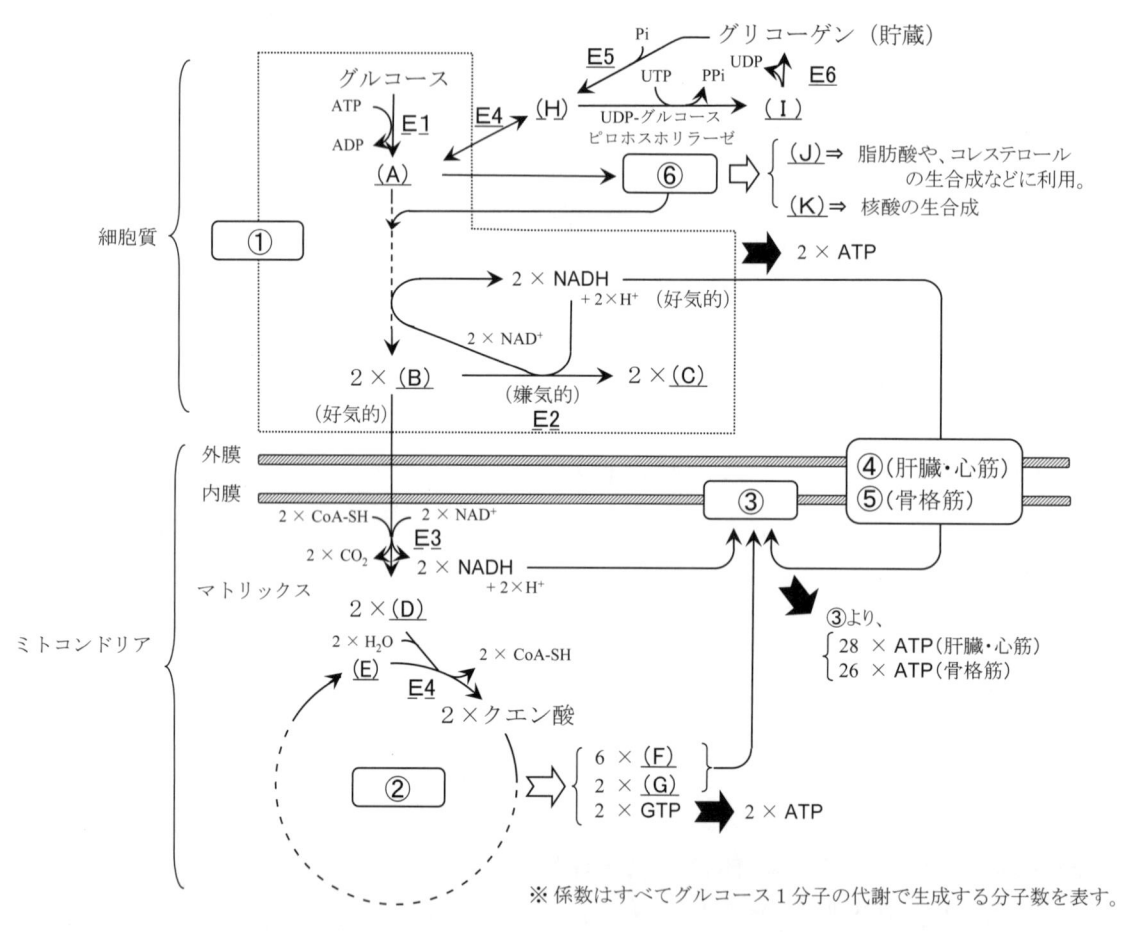

※ 係数はすべてグルコース1分子の代謝で生成する分子数を表す。

代謝系名（①～⑥）

① :
② :
③ :
④ :
⑤ :
⑥ :

酵素名（E1-E6）

E1 :
E2 :
E3 :
E4 :
E5 :
E6 :

物質名（A～K）

（A）:
（B）:
（C）:
（D）:
（E）:
（F）:
（G）:
（H）:
（I）:
（J）:
（K）:

2-3 脂質の代謝
1) 脂肪酸の異化代謝

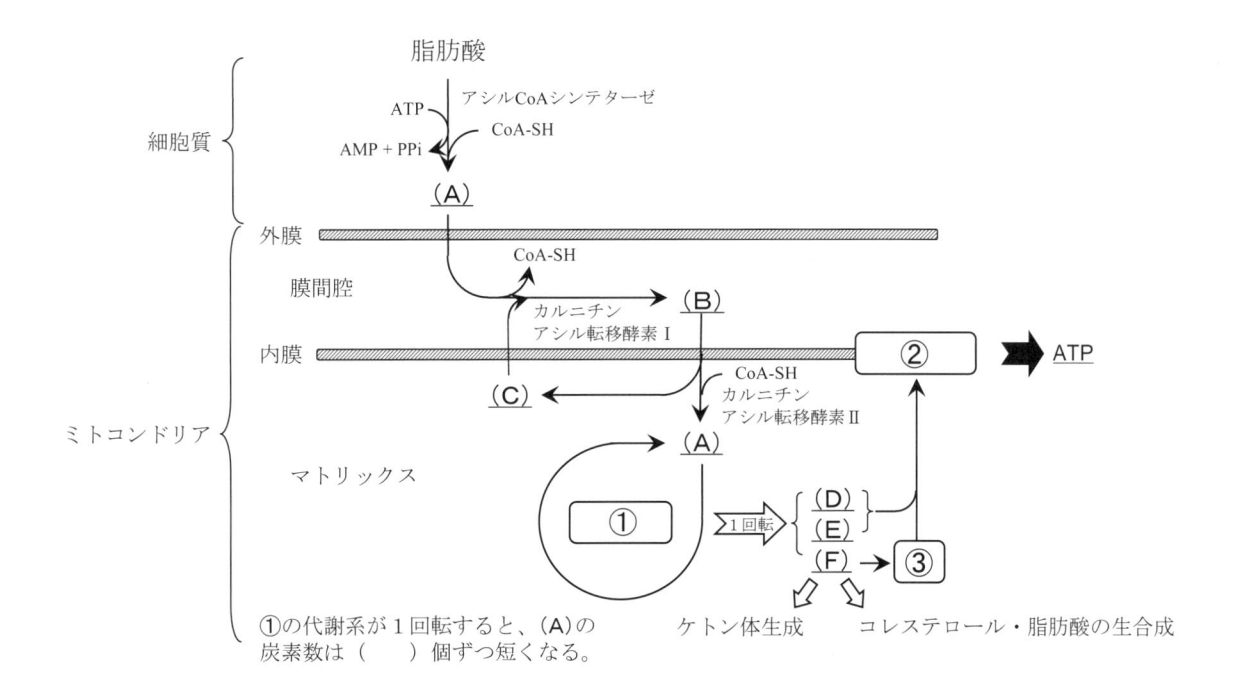

脂肪酸

細胞質:
- ATP → AMP + PPi
- アシルCoAシンテターゼ
- CoA-SH
- (A)

外膜

膜間腔:
- CoA-SH
- カルニチンアシル転移酵素Ⅰ
- (B)

内膜

ミトコンドリア マトリックス:
- (C)
- CoA-SH カルニチンアシル転移酵素Ⅱ
- (A)
- ①
- 1回転 → (D), (E), (F)
- ② → ATP
- ③ → コレステロール・脂肪酸の生合成
- ケトン体生成

①の代謝系が1回転すると、(A)の炭素数は（　）個ずつ短くなる。

代謝系名（①～③）

① :
② :
③ :

物質名（A～F）

（A）:
（B）:
（C）:
（D）:
（E）:
（F）:

2) ケトン体、コレステロール、飽和脂肪酸の生合成

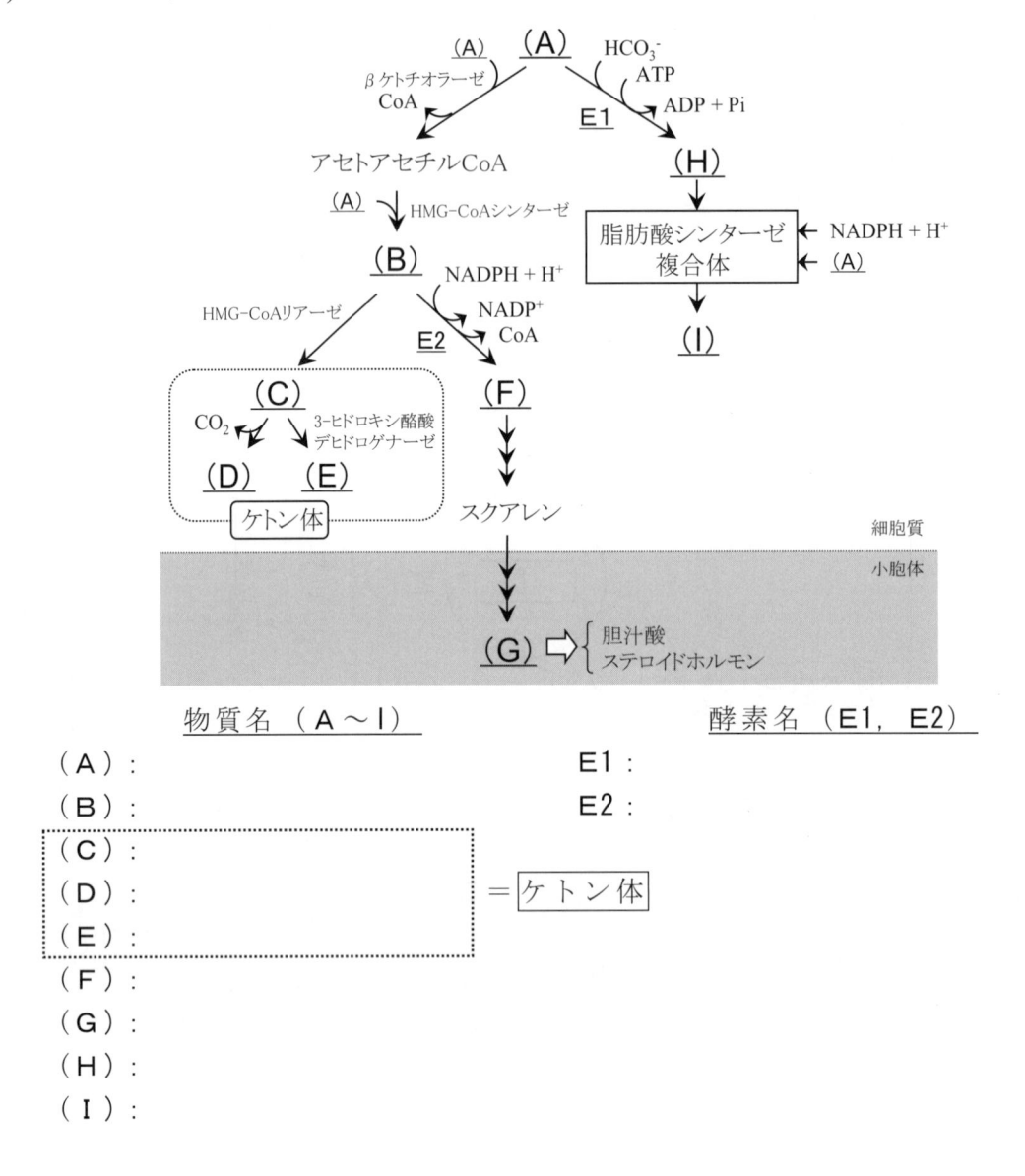

物質名（A～I）　　　　　　　　　　　酵素名（E1, E2）
（A）：　　　　　　　　　　　　　　　E1：
（B）：　　　　　　　　　　　　　　　E2：
（C）：
（D）：　＝ ケトン体
（E）：
（F）：
（G）：
（H）：
（I）：

3) 不飽和脂肪酸の生合成
　a) n-6系不飽和脂肪酸（アラキドン酸）の生合成

　　　リノール酸 →

　b) n-3系不飽和脂肪酸（エイコサペンタエン酸、ドコサヘキサエン酸）の生合成

　　　α-リノレン酸 →

2-4 アミノ酸の代謝
1) 異化代謝経路

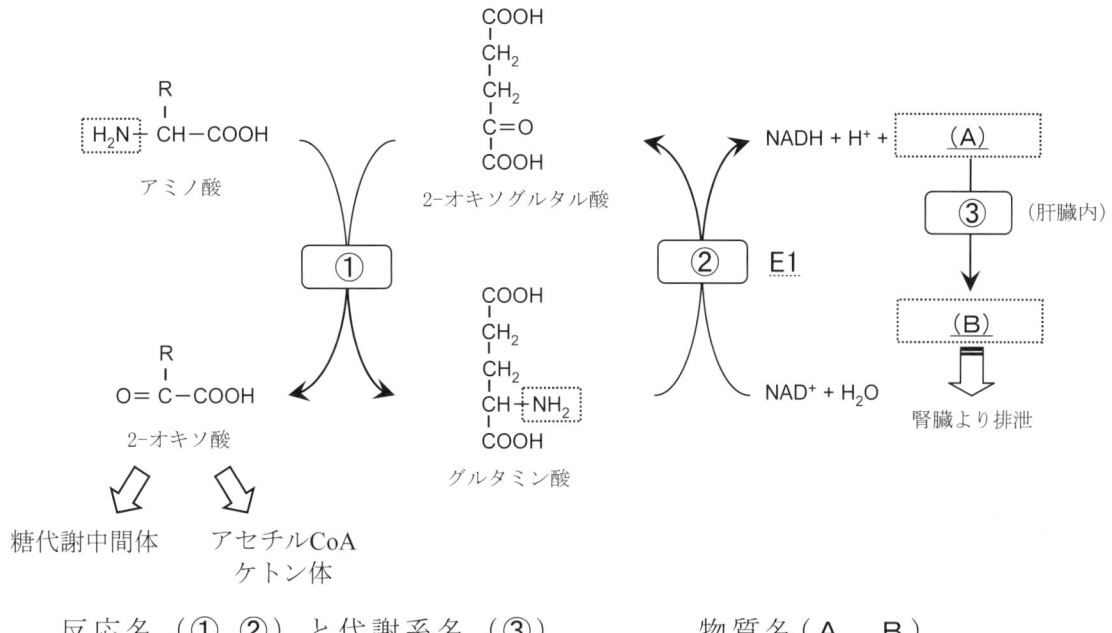

反応名（①,②）と代謝系名（③）　　　　物質名（A，B）

① ：　　　　　　　　　　　　　　　　　（A）：

② ：　　　　　　　　　　　　　　　　　（B）：

③ ：

　　　　　　酵素名（E1）

E1：

2) 代表的なアミノ基転移酵素とその反応
  a) アスパラギン酸アミノトランスフェラーゼ（AST）

  b) アラニンアミノトランスフェラーゼ（ALT）

3) 尿素回路（おもな臓器：　　　　　）

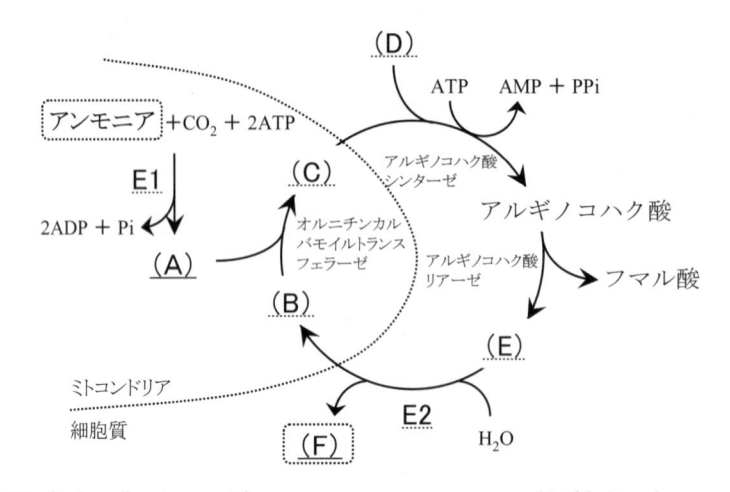

酵素名（E1，E2）
E1：
E2：

物質名（A～F）
（A）：
（B）：
（C）：
（D）：
（E）：
（F）：

4) 糖原性アミノ酸

5) ケト原性アミノ酸

6) 糖新生

3 脂質の体内運搬における血漿リポタンパク質の栄養学的意義を説明できる（SBO3）

学習のポイント

・血漿リポタンパク質を分類し、脂質輸送におけるそれぞれの役割を理解する。

1) リポタンパク質の構造

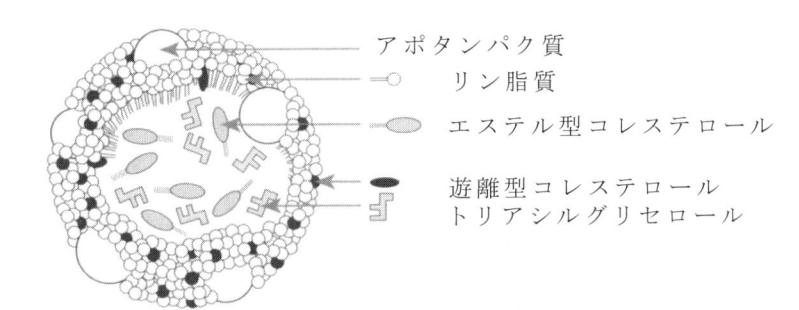

- アポタンパク質
- リン脂質
- エステル型コレステロール
- 遊離型コレステロール
- トリアシルグリセロール

2) リポタンパク質の体内動態

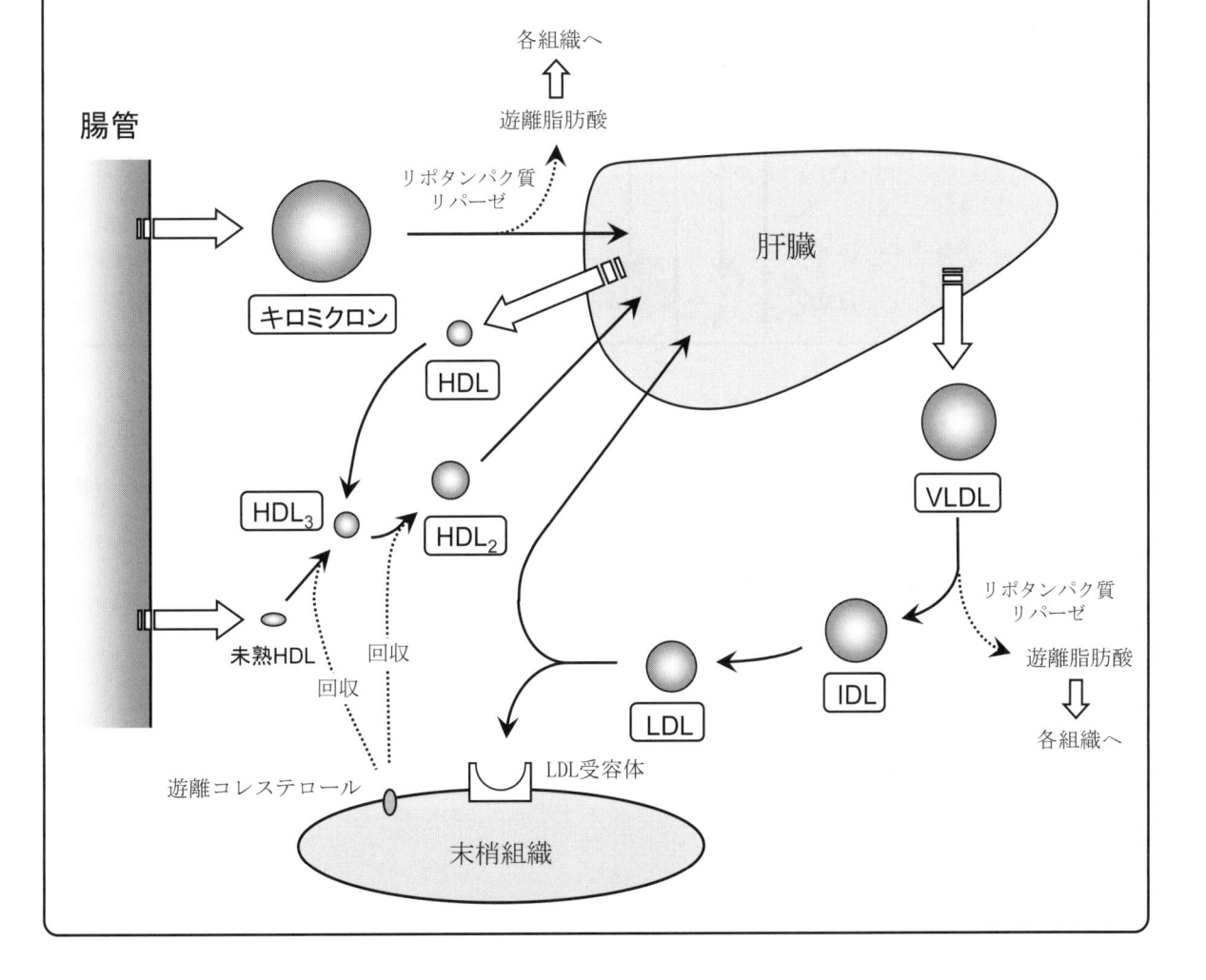

3-1 リポタンパク質の構造

1) おもにリポタンパク質の表面に存在する構成分子：

2) おもにリポタンパク質の内部に存在する構成分子：

3-2 リポタンパク質の分類と生体内でのおもな役割

分類	密度	直径	おもな役割
キロミクロン	小 ↑	↑	産生臓器：
超低密度リポタンパク質（VLDL）			産生臓器：
中間密度リポタンパク質（IDL）			VLDLがLDLに代謝される過程で生成するリポタンパク質。
低密度リポタンパク質（LDL）			
高密度リポタンパク質（HDL）	↓ 大	↓	産生臓器：

3-3 リポタンパク質リパーゼ

3-4 LDL受容体

3-5 レシチン-コレステロールアシルトランスフェラーゼ（LCAT）

第1章 栄養素　17

4　食品中のタンパク質の栄養的な価値（栄養価）を説明できる（SBO4）
学習のポイント

・タンパク質の生物学的評価法と化学的評価法を理解し、食品中タンパク質の栄養価を評価できる
1) 生物学的評価法 $\begin{cases} 生物価（biological\ value, BV）\\ 正味タンパク質利用効率（non\text{-}protein\ utilization, NPU） \end{cases}$
2) 化学的評価法 ― アミノ酸価

4-1 窒素平衡

4-2 生物学的評価法
1) 生物価（BV）

　　　　BV ＝

2) 正味タンパク質利用効率（NPU）

　　　　NPU ＝

4-3 化学的評価法
1) アミノ酸価（アミノ酸スコア）

　　　　アミノ酸価＝

　a) アミノ酸評点パターン

　b) 制限アミノ酸

　c) 補足効果

5 エネルギー代謝にかかわる基礎代謝量、呼吸商の意味を説明できる（SBO5）

学習のポイント

- アトウォーター係数

栄養素	完全燃焼時に発生するエネルギー量	アトウォーター係数
糖質	4.1 kcal/g	4 kcal/g
脂質	9.45 kcal/g	9 kcal/g
タンパク質	5.56 kcal/g	4 kcal/g

- エネルギー代謝量 － 基礎代謝量、基礎代謝基準値、特異動的作用(食事誘発性熱産生)、安静時代謝量、活動時代謝量
- 呼吸商（respiratory quotient, RQ）

栄養素	RQ
糖質	1.0
脂質	0.71
タンパク質	0.56

- 非タンパク質呼吸商（non-protein RQ, NPRQ）

5-1 三大栄養素のエネルギー代謝

1) アトウォーター係数

2) エネルギーの利用効率
　　　最も良い栄養素 ⇒
　　　最も悪い栄養素 ⇒

5-2 基礎代謝

1) 基礎代謝量
　a) 定義

　b) 基礎代謝量に影響する因子

2) 基礎代謝基準値
   a) 定義

   b) 基礎代謝基準値と基礎代謝量との関係

      基礎代謝量（kcal/日）＝

3) 特異動的作用(食事誘発性熱産生)

4) 安静時代謝量

5) 活動時代謝量

5-3 呼吸商（RQ）

   RQ＝

5-4 非タンパク質呼吸商（NPRQ）

   NPRQ ＝

6 食事摂取基準について説明できる（SBO6）

学習のポイント

・食事摂取基準の目的と、食事摂取基準で用いられている各指標の意味を理解する。

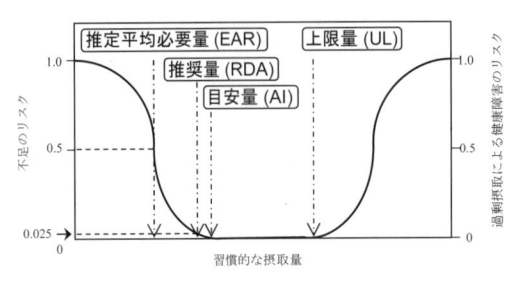

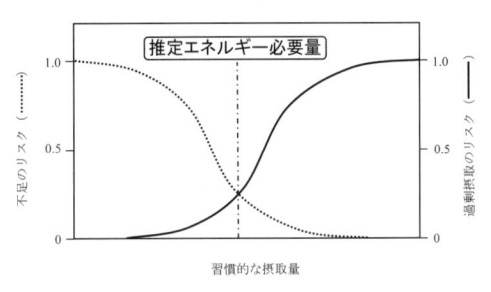

食事摂取基準の各指標を理解するための模式図　　推定エネルギー必要量（EER）を理解するための模式図

6-1 食事摂取基準
1) 目的

2) 食事摂取基準が策定されている栄養素

6-2 食事摂取基準において、各栄養素に設定されている指標の意味

指標	定義
推定平均必要量（EAR）	
推奨量（RDA）	推奨量＝
目安量（AI）	
上限量（UL）	
目標量（DG）	

6-3 推定エネルギー必要量（EER）

　　　推定エネルギー必要量（kcal/日）＝

6-4 身体活動レベル（PAL）

　　　身体活動レベル＝

6-5 おもな栄養素の食事摂取基準

栄養素	年齢	指標	食事摂取基準
糖質（炭水化物）	18歳以上	目標量	総エネルギーの 　　%以上　　　%未満
脂質（総脂質）	30～69歳	目標量	脂肪エネルギー比率： 　　%以上　　　%未満
タンパク質	18歳以上	推奨量	男性　　g、女性　　g
タンパク質	18～69歳	目標量	%未満
食物繊維	18～69歳	目標量	男性　　g、女性　　g
食塩	12歳以上	目標量	男性　　g未満、女性　　g未満
カルシウム	30～69歳	目標量	mg
鉄	15～49歳	推奨量	男性　　mg 女性　　mg（月経あり） 　　　　mg（月経なし）

7 日本における栄養摂取の現状と問題点について説明できる（SBO7）

学習のポイント
・国民栄養調査の結果からみた、日本における栄養摂取の現状を把握し、その問題点を理解する。

7-1 おもな栄養素の摂取量の年次推移

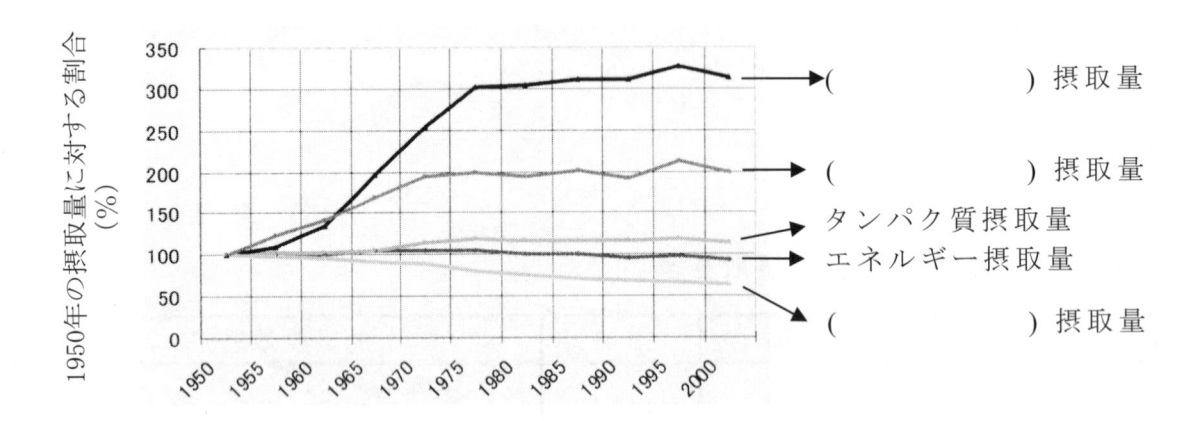

（グラフ：縦軸 1950年の摂取量に対する割合(%)、横軸 1950〜2000年）

→（　　　　）摂取量
→（　　　　）摂取量
→タンパク質摂取量
→エネルギー摂取量
→（　　　　）摂取量

7-2 栄養摂取の現状

現在の状況	栄養素
不足している栄養素	・ ・（女性で不足） ・ ・
過剰な栄養素	・
現在、十分に摂取されているが、今後過剰摂取が問題になりそうな栄養素	・

7-3 今後の食生活で改善すべき点

8 栄養の過不足によるおもな疾病を列挙し、説明できる（SBO8）

学習のポイント

- 各栄養素の生体内での働き（⇒SBO1）と、その過不足により引き起こされる疾病とを関連させて理解する。

8-1 おもな栄養素の過不足によって起こる疾病

栄養素	過不足	疾病
エネルギー（糖質・脂質）	過剰	
脂肪		肥満、胃癌、乳癌、脳血管障害
食塩		高血圧症、胃癌
カルシウム		骨粗しょう症
鉄	不足	
食物繊維	不足	
抗酸化物質（ビタミンC、ビタミンE、β-カロテン）		動脈硬化、癌

※その他のビタミンとミネラル（無機質）の欠乏症・過剰症は、SBO1を参照。

〔基本問題〕
次の記述のうち、正しいものには○、誤っているものには×を〔　〕に入れよ。
① マンナンは、唾液や膵臓の酵素によりグルコースに分解されてエネルギー源となる。　〔　〕
② アセト酢酸、β-ヒドロキシ酪酸及びアセトンは、ケトン体である。　〔　〕
③ アラキドン酸は、人の体内でオレイン酸から合成される。　〔　〕
④ 脂溶性ビタミンであるA、B_6、Dなどは過剰症を起こしやすい。　〔　〕
⑤ 消費する酸素量を生成する二酸化炭素量で除した値を呼吸商という。　〔　〕
⑥ 基礎代謝量とは、生きていくために必要な最小限のエネルギー代謝量をいう。　〔　〕
⑦ 日本人の平均的なエネルギー摂取割合は、脂肪のほうが炭水化物よりも多い。　〔　〕
⑧ 現在の日本人のカルシウム摂取量は、目標量に対する充足率で100％を下回っている。　〔　〕
⑨ カリウムの過剰摂取は、高血圧を誘発する。　〔　〕

〔応用問題〕
次の記述のうち、正しいものには○、誤っているものには×を〔　〕に入れよ。
① グルコースとフルクトースは、どちらも能動輸送で吸収される。(88回問69)　〔　〕
② 胃の切除により、ビタミンB_{12}の欠乏症を引き起こすことがある。(88回問70)　〔　〕
③ カルシウムの腸管における吸収率は、食品の種類によって異なる。(83回問69)　〔　〕
④ 一般的に穀類や豆類のタンパク質には制限アミノ酸がない。(82回問71)　〔　〕
⑤ 脂肪、タンパク質、糖質の中で、1gを酸化するのに最も多く酸素を消費するのは脂肪である。(84回問71)　〔　〕
⑥ 基礎代謝は、同性、同年齢の場合、体表面積に比例する。(83回問72)　〔　〕
⑦ 食事摂取基準は必須栄養素のみ設定されている。(82回問73)　〔　〕
⑧ 推定エネルギー必要量は、性、年齢、身体活動レベル別に設定されている。(84回問72)　〔　〕
⑨ 20歳代女性の鉄の摂取量は、推奨量を満たしている。(84回問72)　〔　〕
⑩ 食塩の過剰摂取は、胃癌のリスクファクターである。(87回問71)　〔　〕

第2章 食品の品質と管理

1 食品が腐敗する機構について説明できる（SBO9）
学習のポイント

・食品が腐敗する機構、腐敗に影響する因子、腐敗時に生成される物質とその働き、腐敗の判別法を理解する。

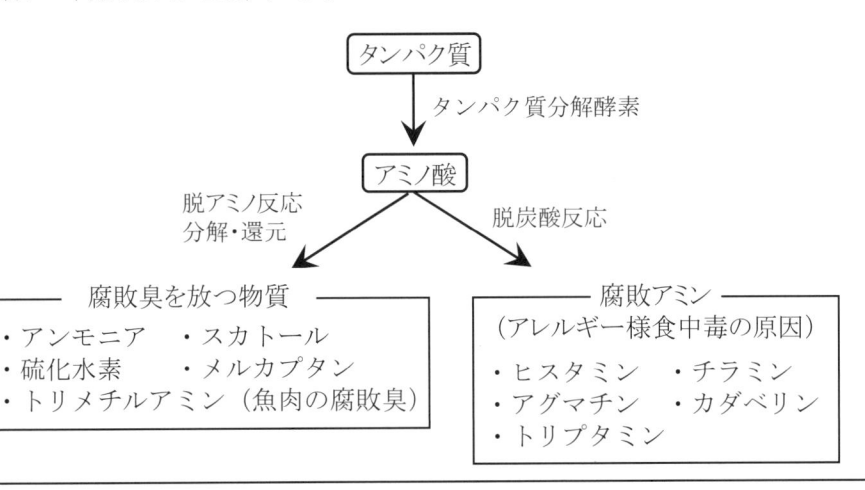

```
                    タンパク質
                       ↓ タンパク質分解酵素
                    アミノ酸
      脱アミノ反応  ↙      ↘  脱炭酸反応
      分解・還元
```

― 腐敗臭を放つ物質 ―
- アンモニア ・スカトール
- 硫化水素   ・メルカプタン
- トリメチルアミン（魚肉の腐敗臭）

― 腐敗アミン ―
（アレルギー様食中毒の原因）
- ヒスタミン ・チラミン
- アグマチン ・カダベリン
- トリプタミン

1-1 腐敗とは

1-2 腐敗に影響する因子
1) pH   ：
2) 温度   ：
3) 水分活性 ：

1-3 食品中の水分と水分活性
1) 水分活性

　　　水分活性（Aw）＝

2) 食品中の水分
　a) 自由水

　b) 結合水

　c) 溶解水

1-4 腐敗におけるアミノ酸の分解反応
1) 腐敗臭を放つ物質の生成
  a) 脱アミノ反応

     アミノ酸 →

  b) 含硫アミノ酸の分解

     システイン →

  c) トリプトファンの分解

     トリプトファン →

  d) トリメチルアミンオキシドの還元

     トリメチルアミンオキシド →

2) 腐敗アミンの生成
  a) ヒスチジン →
  b) チロシン →
  c) アルギニン →
  d) リシン →
  e) トリプトファン →

1-5 腐敗の判別法

② 油脂が変敗する機構を説明し、油脂の変質試験を実施できる（SBO10）

学習のポイント

- 油脂が変敗（酸敗）する機構を、変質試験と関連させて理解する。

1) 油脂（不飽和脂肪酸）の自動酸化

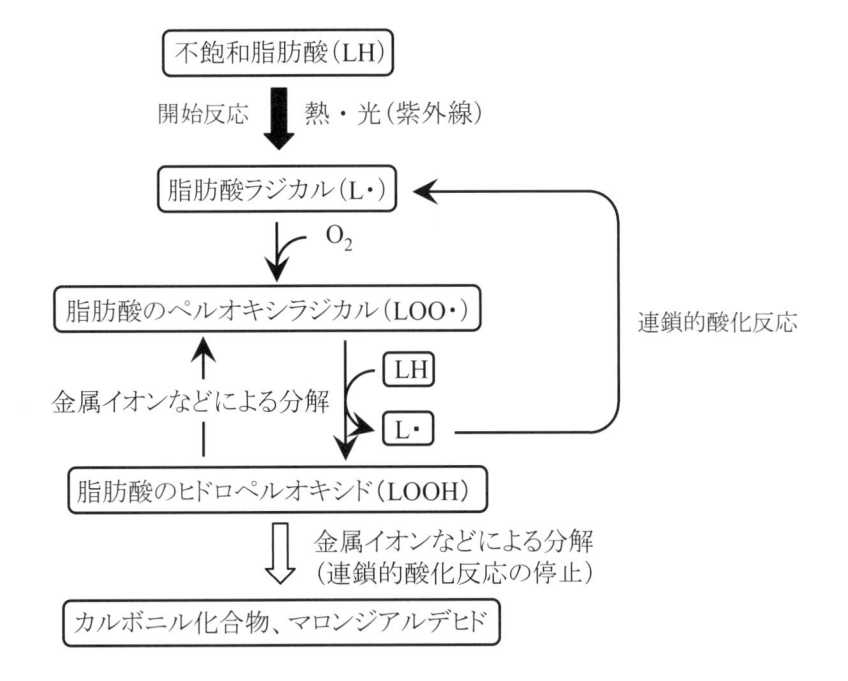

```
        不飽和脂肪酸（LH）
              │
    開始反応  ↓ 熱・光（紫外線）
              │
        脂肪酸ラジカル（L·） ←──────┐
              │ O₂                    │
              ↓                       │ 連鎖的酸化反応
    脂肪酸のペルオキシラジカル（LOO·）│
              │                       │
    金属イオンなどによる分解  LH      │
              ↑              L· ─────┘
              │
    脂肪酸のヒドロペルオキシド（LOOH）
              │
              ↓ 金属イオンなどによる分解
                （連鎖的酸化反応の停止）
       カルボニル化合物、マロンジアルデヒド
```

2) 変質試験 — 酸価、過酸化物価、カルボニル価、チオバルビツール酸価、ヨウ素価

2-1 酸価

2-2 過酸化物価

2-3 カルボニル価

2-4 チオバルビツール酸価

2-5 ヨウ素価

2-6 油脂の変質試験と、酸敗の進行による各測定値の変化

脂質過酸化の指標 （変質試験）	測定値の 時間変化	変化の理由
酸価		油脂中のトリグリセリドの加水分解による遊離脂肪酸増加のため。
過酸化物価	ウ	
カルボニル価		
チオバルビツール酸価		
ヨウ素価		

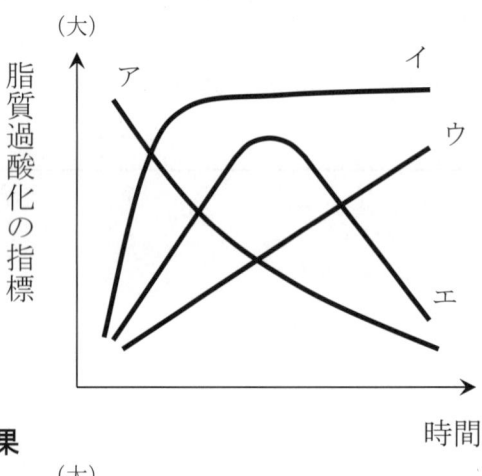

2-7 抗酸化剤の効果

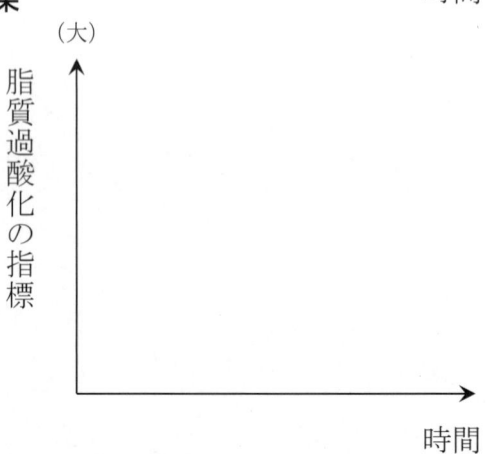

3 食品の褐変をひき起こすおもな反応とその機構を説明できる（SBO11）
4 食品の変質を防ぐ方法（保存法）を説明できる（SBO12）

学習のポイント

・食品の褐変をひき起こす主な物質を、その産生機構と共に理解する。
1) 酵素的褐変現象－メラニン色素生成
2) 非酵素的褐変現象
　　　a) メイラード反応－メラノイジン、アクリルアミド、HbA_{1c} の生成
　　　b) ストレッカー分解－ピラジン類の生成
・食品の変質（腐敗・酸敗）を防ぐ方法を列挙し、その原理と共に理解する。
1) 腐敗の防止方法
2) 酸敗の防止方法

3-1 酵素的褐変現象
1) メラニン色素の生成機構

3-2 非酵素的褐変現象
1) メラノイジンの生成機構（メイラード反応）

2) ピラジン類の生成機構（ストレッカー分解）

4-1 食品の変質防止方法

	代表的な変質防止方法	原理
腐敗		
酸敗		

5 食品成分由来の発癌物質を列挙し、その生成機構を列挙できる（SBO13）
学習のポイント

・植物成分由来の発癌物質－プタキロシド、サイカシン、ペタシテニン
・食品成分どうしの反応でできる発癌物質－N-ニトロソ化合物
・食品成分の加熱分解により生成する発癌物質－複素環アミン類（ヘテロサイクリックアミン）
・食品汚染由来の発癌物質－マイコトキシン（カビ毒）、食品添加物*
　　　　（*食品添加物由来の発癌物質については、SB014、6-6で取り扱う）

5-1 植物成分由来の発癌物質

	含有植物	活性化機構・その他
プタキロシド		非酵素的に生成したアグリコン部が強力なアルキル化剤として作用する。
サイカシン		
ペタシテニン		

5-2 N-ニトロソ化合物の生成機構

5-3 発癌性のある複素環アミン類（ヘテロサイクリックアミン）

食品中の成分	加熱後に生成する代表的な発癌性複素環アミン名
トリプトファン	
グルタミン酸	
タンパク質	

5-4 発癌性が確認されている代表的なマイコトキシン（カビ毒）

物質名	由来	活性化機構・その他
アフラトキシン		
ステリグマトシスチン		
ルテオスカイリン	*Penicillium* 属	
シクロクロロチン	*Penicillium* 属	

6 代表的な食品添加物を用途別に列挙し、それらの働きを説明できる（SBO14）

学習のポイント

- 食品添加物の定義（食品衛生法）
- 食品添加物の用途別分類

食品の
- 1) 製造－　増粘剤
- 2) 加工－　発色剤、色調調整剤、着色料、甘味料、漂白剤、調味料、酸味料
- 3) 保存－　保存料、防かび剤、殺菌剤、酸化防止剤、防虫剤
- 4) 栄養強化－　栄養強化剤

- 発癌性をもつ食品添加物

6-1 食品添加物の定義

6-2 食品の製造のために用いる食品添加物

用途	目的	代表的な食品添加物名
増粘剤		

6-3 食品の加工のために用いる食品添加物

用途	目的	代表的な食品添加物名
発色剤		
色調調整剤		
着色料		非タール系： タール系：
甘味料		
調味料		アミノ酸系： 核酸系： 有機酸塩系・無機塩系：

用途		
漂白剤		酸化型：
		還元型：
酸味料		

6-4 食品の保存のために用いる食品添加物

用途	目的	代表的な食品添加物名
保存料		
防かび剤		
殺菌剤		
酸化防止剤		ラジカル補足剤：
		キレート剤（金属封鎖剤）：
防虫剤		

6-5 食品の栄養強化のために用いる食品添加物

用途	目的	代表的な食品添加物名
栄養強化剤		

6-6 発癌性をもつ食品添加物

用途	食品添加物名
人工甘味料	
合成着色料	
殺菌料	
防かび剤	
殺虫剤	

7 食品添加物の法的規制と問題点について説明できる（SBO15）
（SBO16 は省略する）

学習のポイント

- 食品衛生法 ⇒ 食品添加物の使用を規制する法律
    1) 指定制度
    2) 食品添加物の分類
    3) 食品衛生管理者の設置
- 食品添加物公定書 ⇒ 食品添加物の成分規格、使用制限、使用基準、保存基準、表示基準を収載

- 食品添加物の安全性 ⇒ 毒性試験

- 食品添加物の問題点

7-1 食品衛生法における食品添加物の分類

- 指定添加物　　　　：厚生労働大臣が指定した添加物。

- 既存添加物　　　　：

- 天然香料　　　　　：

- 一般飲食物添加物　：

7-2 食品添加物公定書

1) 使用制限

2) 使用基準

3) 表示基準

　a) 一括名表示が可能なもの

　b) 用途と物質名を併記しなければならないもの（8用途）

c）表示が免除されているもの

7-3 食品添加物の安全性
1）毒性試験

7-4 食品添加物の問題点
1）加工食品中に含まれる食品添加物

2）既存添加物の取扱い

3）香料の表示方法

4）輸入食品の取扱い

8 代表的な保健機能食品を列挙し、その特徴を説明できる（SBO17）

学習のポイント

・保健機能食品と特別用途食品

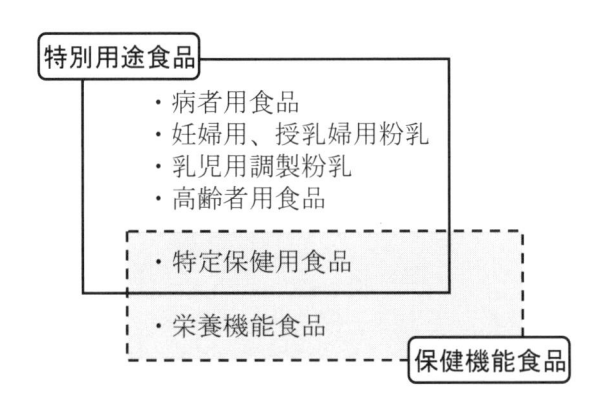

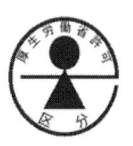

特別用途食品
・病者用食品
・妊婦用、授乳婦用粉乳
・乳児用調製粉乳
・高齢者用食品
・特定保健用食品
・栄養機能食品
保健機能食品

特別用途食品マーク。区分には用途を記載。

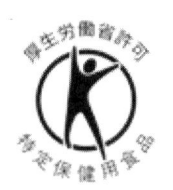

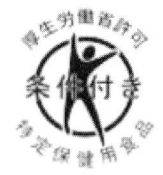

特定保健用食品および条件付き特定保健用食品の許可証票

・保健機能食品の分類
　1) 特定保健用食品　⇒　・個別許可型
　　　　　　　　　　　　・条件付き
　　　　　　　　　　　　・規格基準型
　　　　　　　　　　　　・疾病リスク低減表示

　2) 栄養機能食品　⇒　・規格基準型

8-1 特定保健用食品

1) 特定保健用食品とは

2) 条件付き特定保健用食品とは

3) 特定保健用食品（規格基準型）とは

4) 特定保健用食品（疾病リスク低減表示）とは

5) 特定保健用食品の表示内容
$$\begin{cases} \cdot 栄養成分の含有表示 \\ \cdot \\ \cdot \end{cases}$$

6) 代表的な特定保健用食品の保健機能成分と保健用途の表示内容（例）

8-2 栄養機能食品
1) 栄養機能食品とは

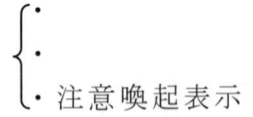

2) 栄養機能食品の表示内容
$$\begin{cases} \cdot \\ \cdot \\ \cdot 注意喚起表示 \end{cases}$$

3) 栄養機能食品として表示ができる栄養成分（一定量以上含むこと）

第2章　食品の品質と管理　　*37*

9　遺伝子組換え食品の現状を説明し、その問題点について討議する（SBO18）

学習のポイント

・遺伝子組換え食品とはどういうものか。また、どのようなものが流通・販売されているかを知り、遺伝子組換え食品の安全性や私たちの食生活に与える影響などについて考える。
1) 遺伝子組換え食品
2) 遺伝子組換え食品の安全性審査（食品衛生法）
3) 遺伝子組換え食品の表示義務（食品衛生法）

9-1 遺伝子組換え食品とは

9-2 厚生労働省が安全性を確認し、流通・販売が認められている代表的な遺伝子組換え食品

9-3 遺伝子組換え食品の安全性審査の内容（食品衛生法）
・アレルギー誘発性の有無
・
・
・
・

9-4 遺伝子組換え食品の表示義務（食品衛生法）

原材料中の重量が上位＿＿＿＿＿品目以内で、かつ、食品中に占める重量が＿＿＿＿＿％以上のもの。

⬇

「　　　　　　　　　　　　　　　　　」（表示義務）　⎫
「　　　　　　　　　　　　　　　　　」（表示義務）　⎬ 原材料の後ろに（　）で表示
「非遺伝子組換え食品」（任意表示）　　　　　　　　⎭

9-5 表示義務が免除されるもの
・
・

9-6 遺伝子組換え食品の問題点（各自検討）

10 その他－食物アレルギー

学習のポイント

・食物アレルギーを説明し、アレルギー物質を含む代表的な食品（特定原材料等）をあげることができる。

10-1 食物アレルギーとは

10-2 アレルギー物質を含む食品

	特定原材料等の名称	表示
特定原材料 （7品目）		
特定原材料に準ずるもの （18品目）		通知で表示を奨励

10-3 アレルギー物質を含む食品の法的規制

〔基本問題〕
次の記述のうち、正しいものには〇、誤っているものには×を［ ］に入れよ。
① アミノ酸の脱アミノ反応により、腐敗臭の一因となるアンモニアが生成される。　　　　　　　　　　　　　　　　　　　　　　　　　　　　　　［　］
② 油脂の酸化変質は腐敗の一種である。　　　　　　　　　　　　　　　［　］
③ 腐敗により、トリプトファンから発癌性のTrp-P-1が生じる。　　　［　］
④ 塩蔵や糖漬けした食品が腐敗しないのは、水分活性が低いためである。
　　　　　　　　　　　　　　　　　　　　　　　　　　　　　　　　　［　］
⑤ 食品に添加物を用いたときには、全て表示しなければならない。　　［　］
⑥ 栄養機能食品は、規格基準を満たしていれば個別審査を必要としない。
　　　　　　　　　　　　　　　　　　　　　　　　　　　　　　　　　［　］
⑦ ジャガイモや大豆のなかには、遺伝子組換え食品として国内での販売が許可されているものがある。　　　　　　　　　　　　　　　　　　　　　［　］

〔応用問題〕
次の記述のうち、正しいものには〇、誤っているものには×を［ ］に入れよ。
① システインの分解による硫黄臭の一因は、スカトールである。（92回問65）
　　　　　　　　　　　　　　　　　　　　　　　　　　　　　　　　　［　］
② 還元糖と遊離アミノ酸などとの間で起こるメイラード反応は、脱水縮合酵素により触媒される。（90回問66）　　　　　　　　　　　　　　　　　［　］
③ 油脂の酸化を防止するために dl-α-トコフェロールなどの抗酸化剤を使用することがある。（92回問76）　　　　　　　　　　　　　　　　　　　［　］
④ 過酸化物価は、ヒドロペルオキシドなどの過酸化物質量を示す値で、変質により増加し、その後、減少する。（83回問74）　　　　　　　　　　　［　］
⑤ 食品中のヒスタミン含有量は、腐敗の指標として用いられる。（87回問75）
　　　　　　　　　　　　　　　　　　　　　　　　　　　　　　　　　［　］
⑥ 亜硝酸ナトリウムは、酸性で第二級アミンと反応して癌原性のニトロソアミンを生じる。（91回問67）　　　　　　　　　　　　　　　　　　　　［　］
⑦ エリソルビン酸ナトリウムは炭素6個からなる不飽和脂肪酸の一種で、保存料として用いられる。（83回問80）　　　　　　　　　　　　　　　　［　］
⑧ 栄養機能食品は、特定保健用食品とは異なり、特定の保険の目的が期待できる旨の表示をしてはならない。（91回問68）　　　　　　　　　　　　［　］
⑨ 加工食品のうち、組換えDNA及びこれにより生成したタンパク質が除去されているものは、「遺伝子組換え食品」としての表示義務はない。（92回問69）　　　　　　　　　　　　　　　　　　　　　　　　　　　　　　　　　［　］

第3章　食中毒

1　食中毒の種類を列挙し、発生状況を説明できる（SBO19）

学習のポイント

> ・食中毒の種類
>   細菌性食中毒
>   ウイルス性食中毒
>   自然毒食中毒 ｛ 動物性自然毒 / 植物性自然毒
>   マイコトキシン
>   化学物質食中毒
> ・食中毒の発生状況
>   年度別、原因病因別、食品別

1-1 食中毒の定義

1-2 細菌性食中毒と経口感染症（コレラや赤痢など）との比較
　　相違点：

　　類似点：

1-3 食中毒の年間発生状況
　　病因物質別食中毒事件・患者・死者数の状況（最近3年間平均値）
　　　・発生件数　（　　　件）
　　　・患者数　　（　　　名）
　　　・死者　　　（　　　名）

1-4 わが国における食中毒発生の特徴
　　原因物質別発生状況
　　　・食中毒事件数(率)：
　　　・患者数(率)：

2 代表的な細菌性・ウイルス性食中毒を列挙し、それらの原因となる微生物の性質、症状、原因食品および予防法について説明できる（SBO20）

学習のポイント

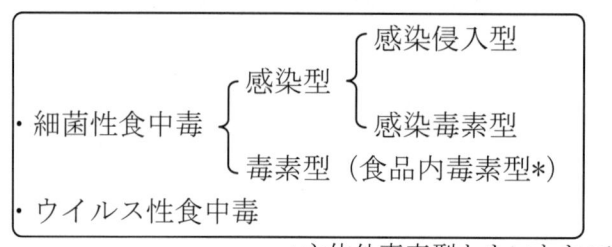

```
・細菌性食中毒 ┌ 感染型 ┌ 感染侵入型
              │        └ 感染毒素型
              └ 毒素型（食品内毒素型*）
・ウイルス性食中毒
```

*主体外毒素型ともいわれている。

2-1 細菌性食中毒の特徴

2-2 食中毒の原因微生物の特徴、潜伏期、主な症状、原因食品

原因微生物	分類	特徴	潜伏期	主な症状	主な原因食品
ゲルトネル菌（*Salmonella* Enteritidis**）	感染侵入型	グラム陰性通性嫌気性桿菌。ブドウ糖を分解、酸とガスを産生。乳糖非分解性。	20時間	発熱、嘔吐、下痢	卵、肉類、乳製品
カンピロバクター					
腸管病原性大腸菌					
赤痢菌					
腸炎ビブリオ					
腸管毒素原性大腸菌					
腸管出血性大腸菌					
ウエルシュ菌					
セレウス菌					
黄色ブドウ球菌					
ボツリヌス菌					
ノロウイルス					

** 血清型まで考慮すると *Salmonella* serovar Enteritidis と表記される。

2-3 食中毒の一般的な予防法

① ② ③

3 食中毒の原因となる自然毒を列挙し、その原因物質、作用機構、症状の特徴を説明できる（SBO21）

学習のポイント

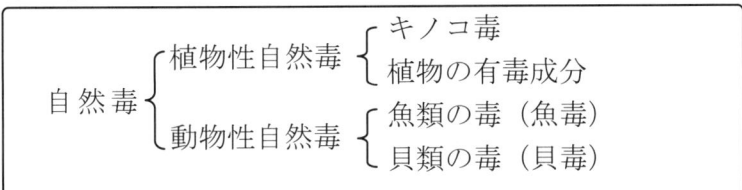

自然毒 ｛ 植物性自然毒 ｛ キノコ毒 / 植物の有毒成分
　　　　動物性自然毒 ｛ 魚類の毒（魚毒）/ 貝類の毒（貝毒）

3-1 自然毒食中毒の種類、有毒成分、中毒症状

自然毒	有害成分	中毒症状
タマゴテングタケ	アマトキシン	RNAポリメラーゼ阻害、コレラ様症状
ベニテングタケ		
青梅・アーモンド		
ジャガイモ		
ソテツの茎・実		
ハシリドコロ		
トリカブト		
フグ		
ホタテガイ		
アサリ		
ムラサキイガイ		
カキ		
シガテラ毒		

3-2 フグ毒や貝毒の蓄積機構

（キーワード）海洋性細菌、有毒渦鞭毛藻、食物連鎖、体内蓄積

4 代表的なマイコトキシンを列挙し、それによる健康障害について概説できる（SBO22）

学習のポイント

> マイコトキシン産生カビ { *Aspergillus flavus*, *A. versicolor*, *A. ochraceus*, *Penicillium isolandicum*, *P. citrinum*, *Fusarium nivale*
> 麦角菌

4-1 マイコトキシンとは

4-2 代表的なマイコトキシンとその産生カビ、汚染食品、健康障害

マイコトキシン	産生カビ	汚染食品	健康障害
アフラトキシン	*A. flavus*	ピーナッツ、ナッツ類	肝障害、肝癌
ステリグマトシスチン			
オクラトキシン			
ルテオスカイリン			
シトリニン			
ニバレノール			
エルゴタミン			

4-3 アフラトキシンの化学的特徴と発癌機構

5 化学物質（重金属、残留農薬など）による食品汚染の具体例をあげ、ヒトの健康に及ぼす影響を説明できる（SBO23）

学習のポイント

> ・重金属、化学物質、農薬、器具・容器包装による食品汚染
> ・HACCP（危害分析と重要管理点）システム

5-1 化学物質による食品汚染の具体例とその特徴など

汚染物質	疾病名、健康障害例など	汚染物質	疾病名、健康障害例など
カドミウム	イタイイタイ病	2,4-D（2,4-ジクロロフェノキシ酢酸）	
ヒ素		カルバリル	
メチル水銀		塩化ビニル	
ポリ塩化ジベンゾフラン		ホルムアルデヒド	
パラチオン		アクリロニトリル	
フェニトロチオン		ビスフェノールA	

5-2 HACCPシステムとは

〔基本問題〕
次の記述のうち、正しいものには○、誤っているものには×を[ ]に入れよ。
① 腸炎ビブリオによる食中毒は微量の菌の食品汚染でも発症する。　　　　[ ]
② 腸管出血性大腸菌の感染による重篤な症状として溶血性尿毒症を併発することがある。　　　　　　　　　　　　　　　　　　　　　　　　　　　　　　　[ ]
③ カンピロバクター菌はグラム陰性の通性嫌気性菌である。　　　　　　　[ ]
④ ソラニンは、一般に、ジャガイモの腐敗部分に多く含まれる。　　　　　[ ]
⑤ 近年発生するウイルスが原因の食中毒は、ノロウイルスが原因となることが多い。　[ ]
⑥ 自然界でヒ素は、ひじきやエビなどにメチルアルソン酸やジメチルアルソン酸などの有機ヒ素化合物として含まれている。　　　　　　　　　　　　　　　[ ]
⑦ 塩化ビニルは、シトクロム P450 の作用でエポキシドとなり DNA と結合する。[ ]

〔応用問題〕
食中毒に関する記述のうち、正しいものには○、誤っているものには×を[ ]に入れよ。
① 黄色ブドウ球菌による食中毒は、食品の加熱調理で予防できる。　　　　[ ]
② ボツリヌス菌による食中毒は、食品を真空包装することで予防できる。　[ ]
③ サルモネラ食中毒は、動物の糞尿により汚染された鶏卵、食肉などの食品によって引き起こされることが多い。　　　　　　　　　　　　　　　　　　　　　[ ]
④ テトロドトキシンは麻痺性貝毒の一種で、耐熱性のタンパク質からなる。[ ]
⑤ アミグダリンは青酸配糖体で、腸内細菌の産生する酵素により青酸を遊離する。[ ]
⑥ 「油症」の原因となった食用油中には、PCB に加え、それより毒性の強いポリ塩化ジベンゾフランも含まれていた。　　　　　　　　　　　　　　　　　　[ ]
⑦ 輸入ピーナッツは、アフラトキシン B₁ 汚染を全例検査することが要求されている。[ ]

第4章　保健統計

1. 集団の健康と疾病の現状を把握するうえでの人口統計の意義を概説できる（SBO24）
2. 人口静態と人口動態について説明できる（SBO25）
    （注）国勢調査の目的と意義を説明できる（SBO26）は、人口静態統計の一つであるので、SBO25 に含めて取り扱う。

学習のポイント

- 人口統計は公衆衛生に不可欠な資料を提供する。

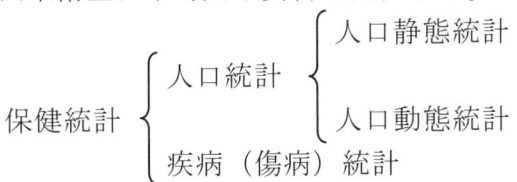

    保健統計 ｛ 人口統計 ｛ 人口静態統計 / 人口動態統計 ｝ / 疾病（傷病）統計 ｝

- 人口静態：一定時点における人口集団の状態を把握したもの
    調査：国勢調査（5年ごと）
- 人口動態：一定期間（通常は1年間）における集団人口の変動を把握したもの
    直接的要因：出生、死亡、死産
    間接的要因：婚姻、離婚
- 疾病（傷病）統計：集団人口の疾病（傷病）状況を把握したもの
    調査：国民生活基礎調査、患者調査、感染症発生動向調査、食中毒統計など

1-1 人口統計の意義

2-1 人口静態

1) 概念

2) 国勢調査
   a) 目的

   b) 意義

c) 調査
- 総務省統計局により全国一斉に実施される。
- 実施時期：
- 対象者：
- 大規模調査（西暦の末尾が0の年）項目：

- 簡易調査（西暦の末尾が5の年）項目：

3) 人口ピラミッド

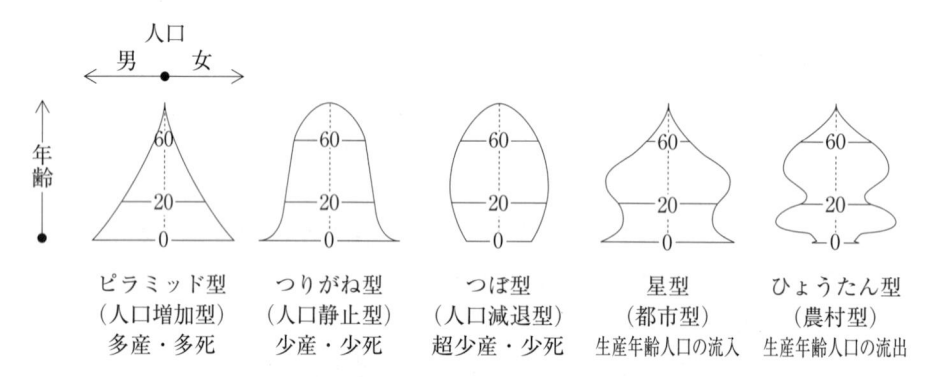

図1　人口ピラミッドの基本型
（最新公衆衛生学第4版（廣川書店）　p48　図3.1）

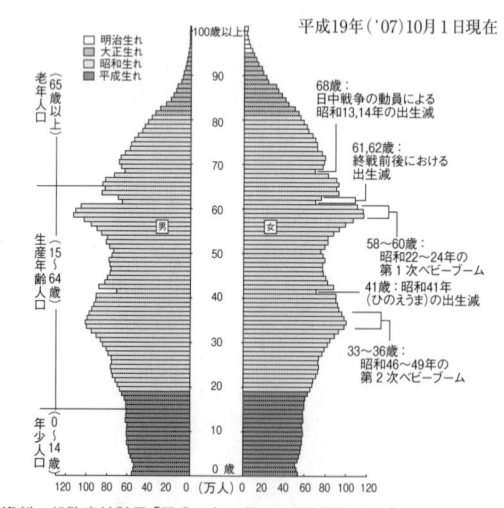

図2　わが国の人口ピラミッド
（国民衛生の動向（2008年版）　p37　図1）

a) 基本三型の特徴
① ピラミッド型（富士山型、人口増加型）

② つり鐘型（ベル型、人口静止型）

③ つぼ型（人口減少型）

b) その他の特徴
④ 星型（都市型）

⑤ ひょうたん型（農村型）

4) 年齢3区分別人口
人口を年齢別に3区分し、人口構成を表わしたもの。
 a) 人口構成
 ・年少人口：
 ・生産年齢人口：
 ・老年人口：
 ・従属人口：

 b) 指数
 ・年少人口指数（少子化の程度を示す）
$$年少人口指数 = \frac{}{} \times 100$$

 ・老年人口指数（高齢化の程度を示す）
$$老年人口指数 = \frac{}{} \times 100$$

 ・従属人口指数（扶養負担の程度を示す）
$$従属人口指数 = \frac{}{} \times 100$$

 ・老年化指数（高齢化の程度を示す）
$$老年化指数 = \frac{}{} \times 100$$

2-2 人口動態
1) 概念

2) 出生
　　統計指標：

3) 死亡
　　統計指標：

4) 死産
　　統計指標：

5) 結婚
　　統計指標：

6) 離婚
　　統計指標：

2-3 疾病（傷病）統計
1) 国民生活基礎調査

2) 患者調査

3) 統計指標
   a) 罹患率

   b) 有病率

   c) 有訴者率（国民生活基礎調査）

   d) 通院者率（国民生活基礎調査）

   e) 受療率（患者調査）

   f) 病床利用率（患者調査）

   g) 平均在院日数（患者調査）

3 死亡に関するさまざまな指標の定義と意義について説明できる（SBO27）

学習のポイント

・死亡統計は、人口集団の健康水準、保健衛生状態を示す指標である。
・死亡統計指標：
　　死亡率（粗死亡率）、年齢調整死亡率、PMI、母子保健関連死亡率
・母子保健における期間の定義

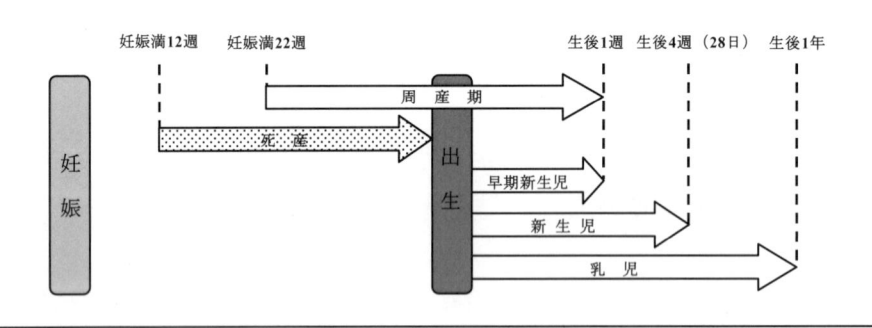

3-1 死亡率（粗死亡率）

$$死亡率 = \frac{\qquad}{\qquad} \times 1,000 \ (100,000)$$

3-2 年齢調整死亡率

基準人口として「昭和60年モデル人口」を用いる。

$$年齢調整死亡率 = \frac{\qquad}{\qquad} \times 1,000 \ (100,000)$$

3-3 PMI（50歳以上死亡割合）

$$PMI = \frac{\qquad}{\qquad} \times 100$$

3-4 母子保健関連死亡率
1) 乳児死亡率

$$乳児死亡率 = \frac{\qquad}{\qquad} \times 1,000$$

2) 新生児死亡率

$$新生児死亡率 = \frac{\qquad}{\qquad} \times 1,000$$

3) 早期新生児死亡率

$$早期新生児死亡率 = \frac{\qquad}{\qquad} \times 1,000$$

4) 周産期死亡率

$$周産期死亡率 = \frac{\qquad}{\qquad} \times 1,000$$

5) 死産率

$$死産率 = \frac{\qquad}{\qquad} \times 1,000$$

6) 妊産婦死亡率

$$妊産婦死亡率 = \frac{\qquad}{\qquad} \times 100,000$$

3-5 生命表と平均余命
1) 生命表

2) 平均余命・平均寿命

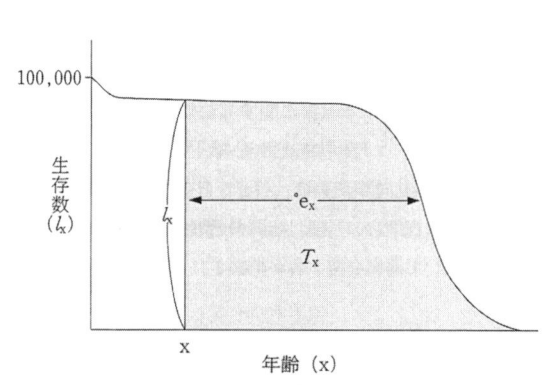

図3　平均余命の算出
（最新公衆衛生学第4版（廣川書店）　p48　図3.1）

4 人口の将来予測に必要な指標を列挙し、その意義について説明できる（SBO28）

学習のポイント

> ・人口の将来予測に必要な指標：
> 　　再生産率〔合計特殊出生率（粗再生産率）、総再生産率、純再生産率〕、
> 　　出生率、自然増加率、年齢3区分別人口
> ・純再生産率が「>1」のとき将来人口は増加し、「<1」のとき将来人口は減少する。
> ・純再生産率「1」に相当する合計特殊出生率は「およそ2.1」である。

4-1 再生産率
・再生産年齢：15〜49歳

1) 合計特殊出生率（粗再生産率）
　・1人の女性が一生の間に産む平均男女児数
　・>2.1：将来人口は増加、<2.1：将来人口は減少

$$合計特殊出生率 = \left\{ \underline{} \right\} 15〜49歳までの合計$$

2) 総再生産率
　・1人の女性が一生の間に産む平均女児数

$$総再生産率 = \left\{ \underline{} \right\} 15〜49歳までの合計$$

3) 純再生産率
　・1人の女性が残す次世代の母親数
　・>1：将来人口は増加、<1：将来人口は減少

$$純再生産率 = \left\{ \underline{} \times \underline{} \right\} 15〜49歳までの合計$$

4-2 出生率、自然増加率

1) 出生率
　・出生率の低下は年少人口の低下をきたし、相対的に老齢人口割合が高まる。

$$出生率 = \frac{}{} \times 1,000$$

2) 自然増加率
　・年間の人口変動を示す指標である。
　・人口が増加しているときは正の値、減少しているときは負の値になる。

$$自然増加率 = \frac{}{} \times 1,000$$

3) 年齢3区分別人口

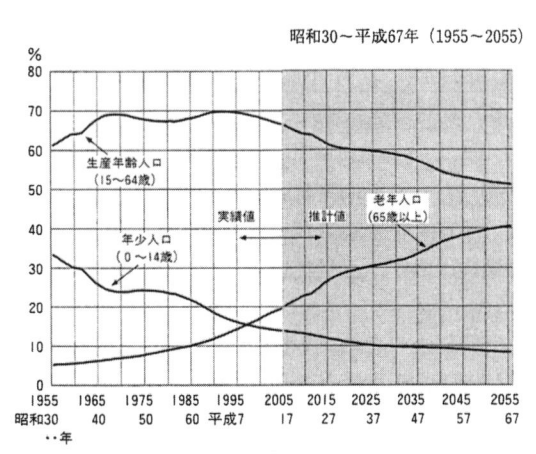

図4　年齢3区分別人口構成割合の推移
（国民衛生の動向（2008年版）　p39　図3）

〔基本問題〕
1) [　]に適切な語句を記入せよ。
① わが国の人口ピラミッドは基本三型のうち [　　　　] である。
② 年少人口と老年人口の和を [　　　　] という。
③ 年齢調整死亡率で用いる基準人口は [　　　　　] である。
④ PMI が高いと [　　　　] が高い。
⑤ 死産とは [　　　　　　] 以後の死児の出産をいう。

2) 次の記述のうち、正しいものには○、誤っているものには×を [　] に入れよ。
① 18 歳未満の人口を年少人口という。[　]
② 現在の老年人口は、年少人口より少ない。[　]
③ 自然増加率とは、年間の出生数と死亡数の差を人口 1000 人当たりで表したものである。[　]
④ 総再生産率とは、1 人の母親が一生の間に産む子供の平均数である。[　]
⑤ 早期新生児死亡率とは、年間の出生数 1000 に対する生後 1 週未満の死亡数の割合をいう。[　]
⑥ 平均寿命が 80.0 歳の集団では、10.0 歳の人の平均余命は 70.0 年である。[　]
⑦ 出生数には、死産数は含まれない。[　]

〔応用問題〕
1) 国勢調査に関する記述のうち、正しいものには○、誤っているものには×を [　] に入れよ。（90 回問 72）
a　調査の対象は、我が国に住んでいる日本国籍保有者である。[　]
b　調査対象者は、本調査に正確に回答する義務がある。[　]
c　人口静態統計は、本調査の結果に基づく。[　]
d　毎年 1 回実施される。[　]

2) 保健統計に関する記述のうち、正しいものには○、誤っているものには×を [　] に入れよ。（89 回問 62）
a　年齢構成の異なる人口集団の死亡率を比較するには、年齢調整死亡率を用いる。[　]
b　新生児死亡率とは、年間の出生数 1000 に対する生後 1 年未満の死亡数の割合をいう。[　]
c　0 歳の平均余命を平均寿命といい、集団の健康水準を表す指標として用いられる。[　]
d　周産期死亡数とは、妊娠後期の死亡数と乳児死亡数を合計したものをいう。[　]

第5章　健康と疾病をめぐる日本の現状

1　死因別死亡率の変遷について説明できる（SBO29）

学習のポイント

・死因別死亡率の図表を読み取る。
・粗死亡率と年齢調整死亡率を読み取る力をつける。

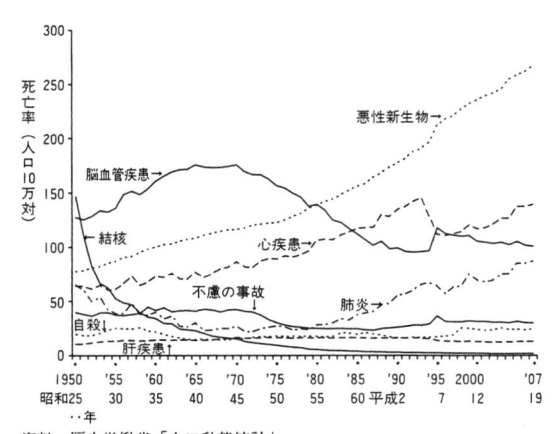

図1　主要死因別にみた死亡率（人口10万対）の推移
（国民衛生の動向（2008年版）　p48　図6）

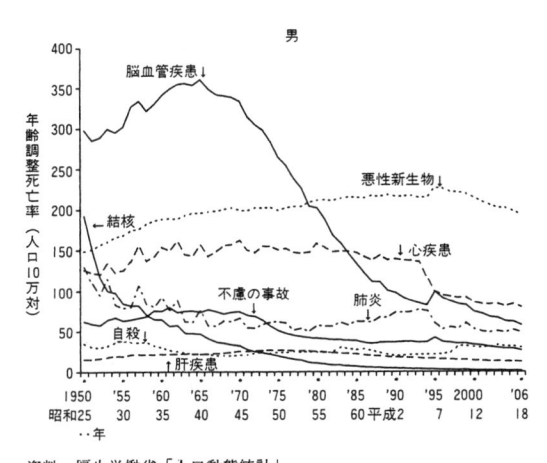

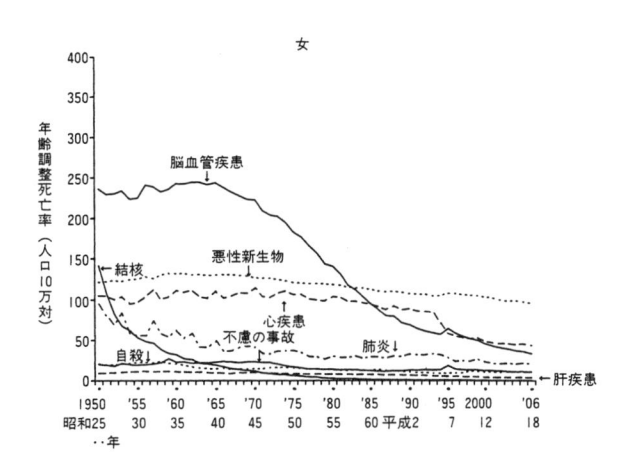

図2　性・主要死因別にみた年齢調整死亡率（人口10万対）の推移
（国民衛生の動向（2008年版）　p49　図7）

図3　部位別にみた悪性新生物の年齢調整死亡率（人口10万対）の推移
（国民衛生の動向（2008年版）　p51　図9）

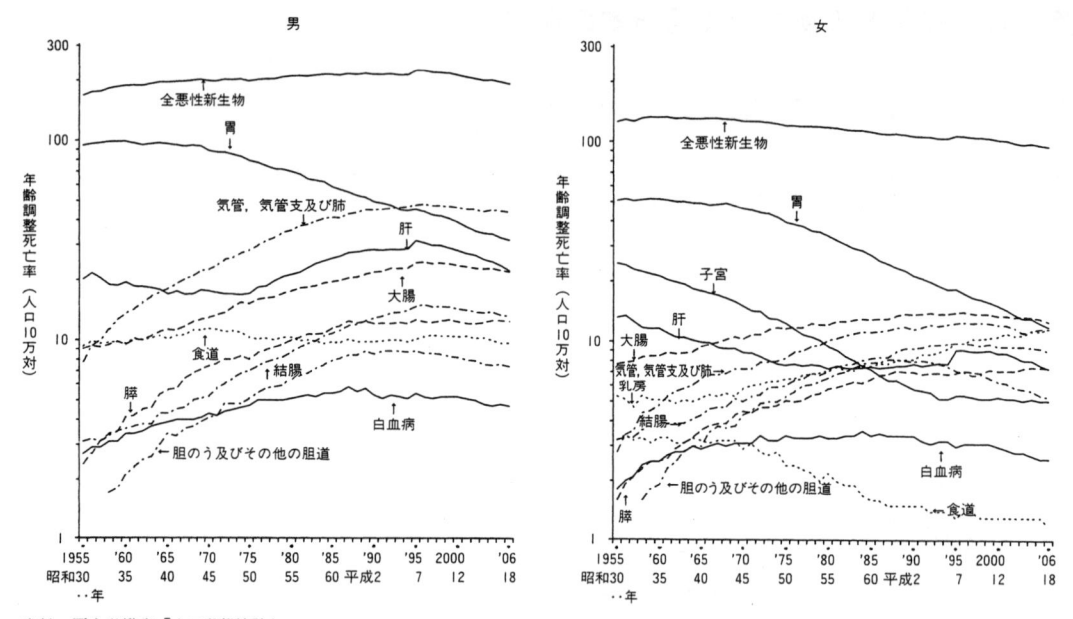

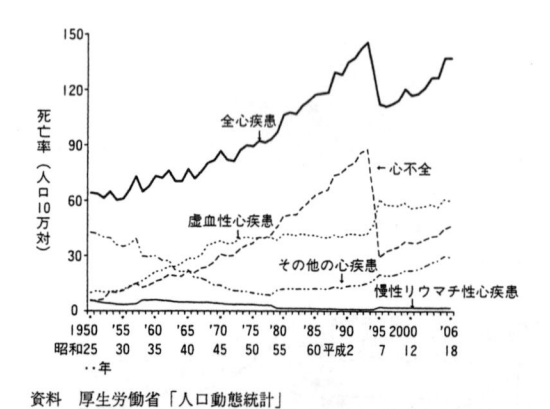

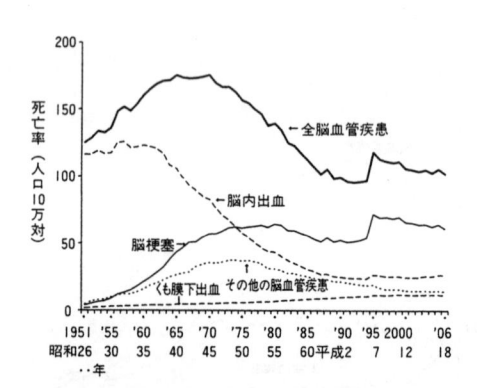

図4　心疾患の死亡率（人口10万対）の推移
（国民衛生の動向（2008年版）　p52　図10）

図5　脳血管疾患の死亡率（人口10万対）の推移
（国民衛生の動向（2008年版）　p52　図11）

図6　肺炎の年齢階級別死亡率
　　　（人口10万対）の年次比較
(国民衛生の動向（2008年版）　p53　図12)

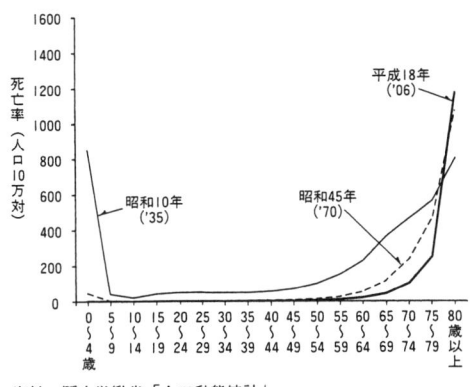

資料　厚生労働省「人口動態統計」
注　　昭和10年と45年は，肺炎と気管支炎である。

〔死因順位（第5位まで）〕
　　平成　　　年（　　　年）

順位	死因
1	
2	
3	
4	
5	

〔年齢階級別死因第1位〕
　　平成　　　年（　　　年）

年齢階級	死因	年齢階級	死因
0歳		45〜49	
1〜4		50〜54	
5〜9		55〜59	
10〜14		60〜64	
15〜19		65〜69	
20〜24		70〜74	
25〜29		75〜79	
30〜34		80〜84	
35〜39		85〜89	
40〜44		90〜	

2 日本における人口の推移と将来予測について説明できる（SBO30）
3 高齢化と少子化によりもたらされる問題点を列挙し、討議する（SBO31）

学習のポイント

- わが国の純再生産率は1を下回っている（将来人口は減少）。
- 年少人口の急激な減少と老年人口の増加（人口の少子高齢化）。
- 老年人口の割合は年少人口の割合を超えている（人口の少子高齢化）。
- 従属人口指数は急速に増加すると予測されている。

2-1 日本人口の推移

2-2 日本人口の将来予測

1) 再生産率
　　平成　　年（　　年）
　・合計特殊出生率：
　・総再生産率：
　・純再生産率：

2) 年齢3区分別人口割合
　　平成　　年（　　年）
　・年少人口：　　　％
　・生産年齢人口：　　　％
　・老年人口：　　　％

2-3 世界人口の推移と将来予測

〔基本問題〕
1) [ ]に適切な語句を記入せよ。
① わが国の死因別死亡率は、男女とも [　　　　　　　] が第1位である。
② わが国では死因順位の第4位は [　　　　　　] である。
③ わが国では乳児死亡における最大死因は [　　　　　　　　] である。
④ 純再生産率が1を下回りつづけると、将来人口は [　　　　　　] する。
⑤ 男性における部位別悪性新生物の年齢調整死亡率の第1位は [　　　　　　]
　である。

2) 次の記述のうち、正しいものには○、誤っているものには×を [ ] に入れよ。
① わが国では90歳以上の死因順位の第1位は、悪性新生物である。　　　　[ ]
② わが国では10歳代の死因順位の第1位は、自殺である。　　　　　　　　[ ]
③ 女性における部位別悪性新生物の年齢調整死亡率の第1位は胃がんである。[ ]
④ わが国の最近の合計特殊出生率は、2.1を超えている。　　　　　　　　[ ]
⑤ わが国の老年人口の構成割合は、20%を超えている。　　　　　　　　　[ ]

〔応用問題〕
1) 人口動態に関する記述のうち、正しいものには○、誤っているものには×を [ ] に入れよ。(87回問64と90回問73の組合せ)
a　わが国の最近の純再生産率は、1.0以下である。　　　　　　　　　　　[ ]
b　先進国では今後、乳児死亡率のさらに大幅な低下が予測される。　　　　[ ]
c　早期新生児死亡は、先天的要因によることが多い。　　　　　　　　　　[ ]
d　死因別死亡率の第1位は、20歳以上のすべての年齢階級で悪性新生物である。
　　　　　　　　　　　　　　　　　　　　　　　　　　　　　　　　　　[ ]

2) わが国の保健衛生について、平成7年〜17年の間に値が増加している指標項目として、正しいものには○、誤っているものには×を [ ] に入れよ。(93回問72)
a　合計特殊出生率　　　　　　　　　　　　　　　　　　　　　　　　　[ ]
b　従属人口指数　　　　　　　　　　　　　　　　　　　　　　　　　　[ ]
c　男性における肥満者の割合　　　　　　　　　　　　　　　　　　　　[ ]
d　胃がんの年齢調整死亡率　　　　　　　　　　　　　　　　　　　　　[ ]

第6章 疫 学

1. 疾病の予防における疫学の役割を説明できる（SBO32）
2. 疫学の三要因（病因、環境要因、宿主要因）について説明できる（SBO33）
3. 疫学の種類（記述疫学、分析疫学など）とその方法について説明できる（SBO34）

学習のポイント

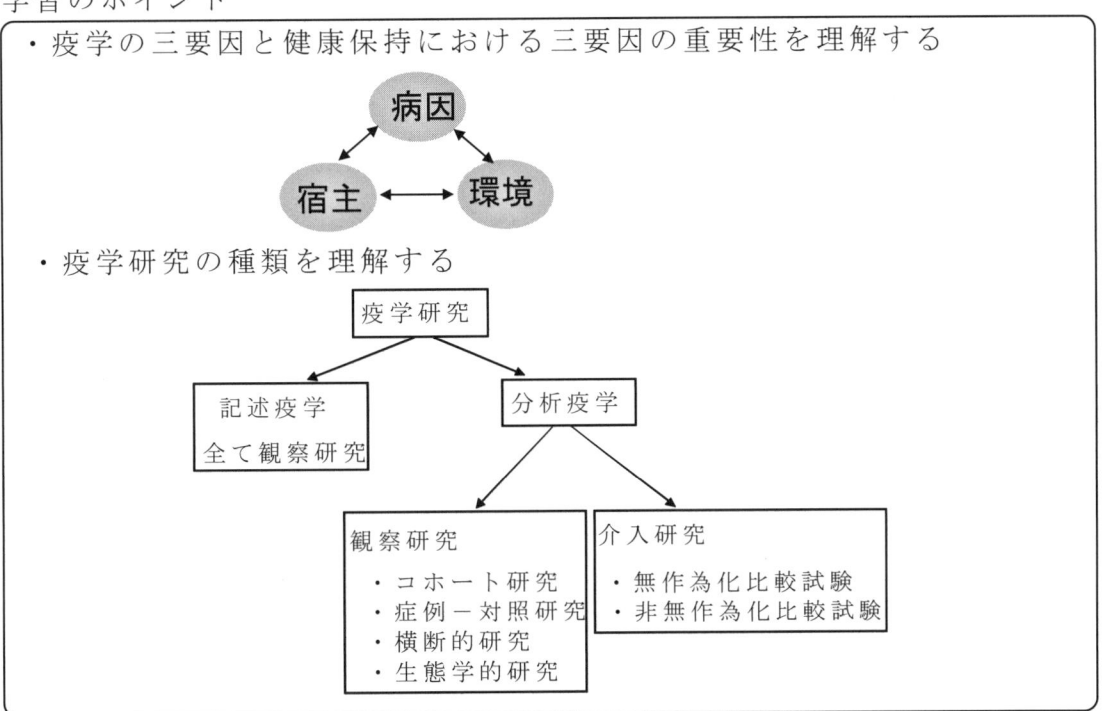

- 疫学の三要因と健康保持における三要因の重要性を理解する

```
        病因
       ↗  ↘
     宿主 ⟷ 環境
```

- 疫学研究の種類を理解する

```
          疫学研究
         ↙      ↘
   記述疫学     分析疫学
   全て観察研究    ↙    ↘
            観察研究    介入研究
            ・コホート研究  ・無作為化比較試験
            ・症例－対照研究 ・非無作為化比較試験
            ・横断的研究
            ・生態学的研究
```

1-1 疫学（epidemiology）とは

1-2 疫学研究対象の変遷

過去　：

　　　　　↓　　保健・衛生水準の向上、医療技術の進歩によって
　　　　　　　感染症の発生は激減

現在　：

1-3 疫学研究の手順と目的

2-1 疫学の三要因
・病因

・宿主要因

・環境要因

3-1 疫学研究の種類と方法
1) 記述疫学　Descriptive Epidemiology

2) 分析疫学　Analytic Epidemiology

　　a) コホート研究（要因－対照研究）　Cohort-study

　　b) 症例－対照研究（患者－対照研究）　Case-control study

　　c) 横断的研究（断面研究）　Cross-sectional study

　　d) 生態学的研究　Ecologic study

　　e) 介入研究　Interventional study

4 症例対照研究の方法の概要を説明し、オッズ比を計算できる(SBO35)

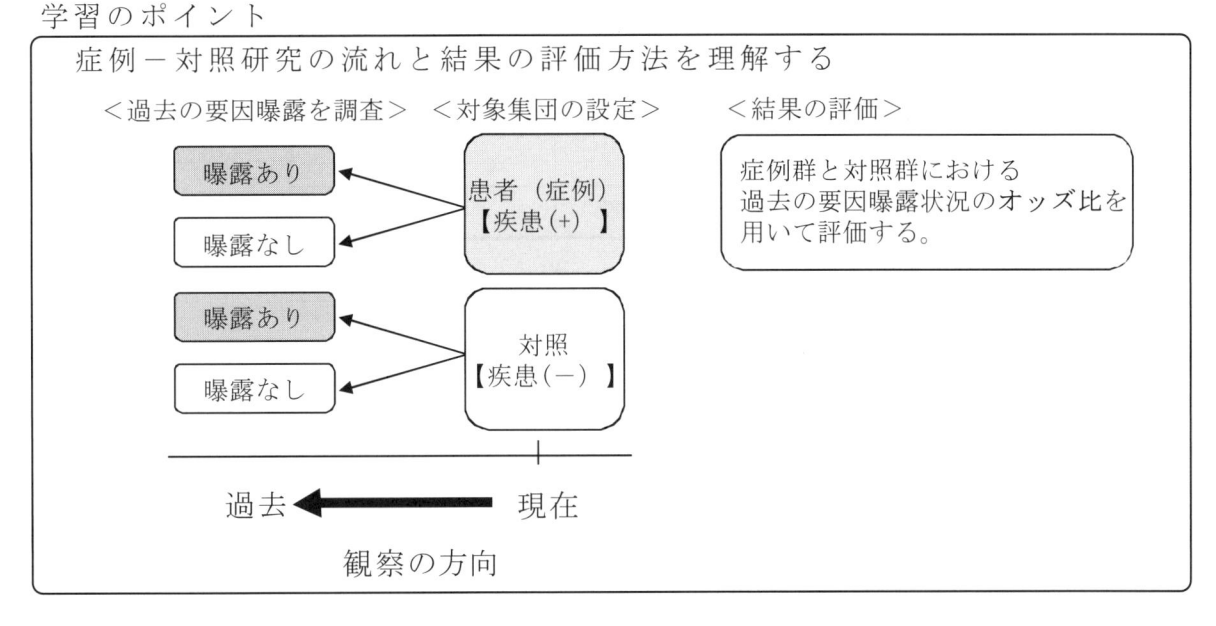

学習のポイント

```
症例－対照研究の流れと結果の評価方法を理解する
    ＜過去の要因曝露を調査＞  ＜対象集団の設定＞    ＜結果の評価＞

         曝露あり  ←──┐  患者（症例）       症例群と対照群における
                     ├─ 【疾患(+)】        過去の要因曝露状況のオッズ比を
         曝露なし  ←──┘                    用いて評価する。

         曝露あり  ←──┐  対照
                     ├─ 【疾患(－)】
         曝露なし  ←──┘

    ────────────────────────
       過去 ←──────── 現在
              観察の方向
```

4-1 症例－対照研究とは

4-2 症例－対照研究の手順

4-3 症例－対照研究の特徴

4-4 症例－対照研究の結果の解釈
1) オッズ（Odds）
　　　・オッズとは

$$オッズ = \frac{\qquad\qquad\qquad\qquad}{\qquad\qquad\qquad\qquad}$$

	症例群	対照群
曝露あり	a	b
曝露なし	c	d
曝露ありのオッズ		

2) オッズ比　Odds Ratio（OR）

　　オッズ比とは：

$$\text{オッズ比} = \frac{(\ \ )/(\ \ )}{(\ \ )/(\ \ )} = \frac{(\ \ )\times(\ \ )}{(\ \ )\times(\ \ )}$$

例）

	症例群	対照群
曝露あり	100	200
曝露なし	50	200
オッズ		
オッズ比		

5 コホート研究の方法の概要を説明し、相対危険度、寄与危険度を計算できる（SBO36）

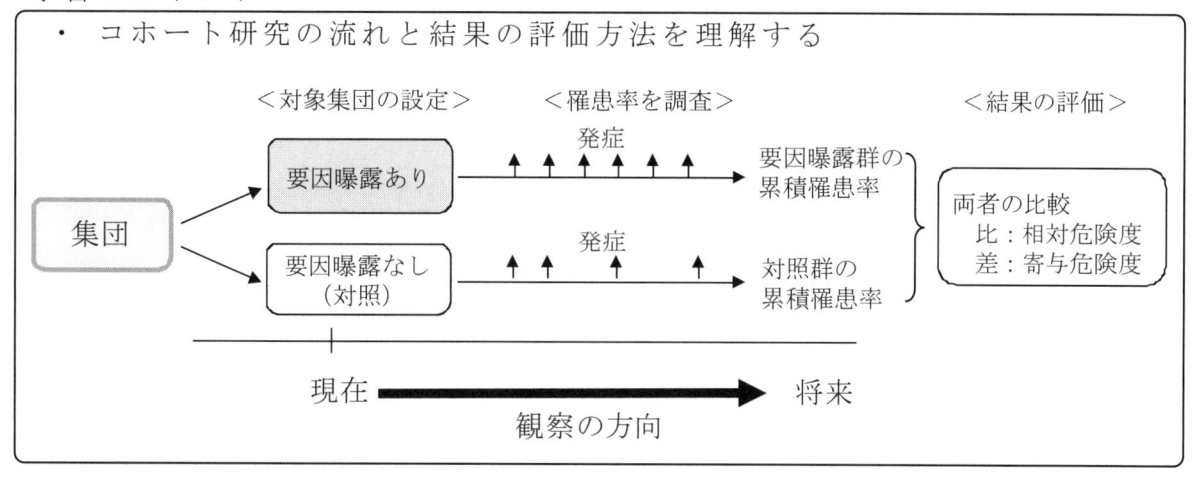

学習のポイント
- コホート研究の流れと結果の評価方法を理解する

<対象集団の設定>　<罹患率を調査>　<結果の評価>

集団
→ 要因曝露あり → 発症 → 要因曝露群の累積罹患率
→ 要因曝露なし（対照） → 発症 → 対照群の累積罹患率

両者の比較
比：相対危険度
差：寄与危険度

現在 → 将来
観察の方向

5-1　コホート研究とは

5-2　コホート研究の手順

5-3　コホート研究の特徴

5-4　コホート研究の結果の解釈
1）相対危険度　Relative Risk（RR）

相対危険度の求め方：

$$相対危険度 = \frac{}{}$$

	疾患あり	疾患なし	合計	罹患率
要因曝露群	a	b		
対照群 (非曝露群)	c	d		

(2×2分割表)

$$相対危険度 = \underline{\hspace{4cm}}$$

相対危険度の解釈：
・RR = 1 のとき
・RR > 1 のとき
・RR < 1のとき

相対危険度の意義：

2) 寄与危険度

寄与危険度とは：

寄与危険度の求め方：
$$寄与危険度 = (\hspace{3cm}) - (\hspace{3cm})$$

寄与危険度の意義：

3) 寄与危険度割合

寄与危険度割合とは：

寄与危険度割合の求め方：
$$寄与危険度割合 = \frac{(\hspace{3cm}) - (\hspace{3cm})}{(\hspace{4cm})}$$

寄与危険度割合の意義：

6 疫学データを解釈するうえでの注意点を列挙できる（SBO38）

（注）医薬品の作用・副作用の調査における疫学的手法の有用性を概説できる（SBO37）の学習ポイントは、「薬剤疫学や医薬品の市販後調査における疫学手法の応用とその重要性を理解する」ことである。「医薬品の開発と生産」SBO49~60 を参照し、ここでは説明を省略した。

学習のポイント

- 疫学研究における標本誤差やバイアス、交絡因子を理解する

　母集団より対象者を抽出する際、サンプリングの規模や方法によって様々な母集団の特徴とは異なる誤差が生じる。また、情報の収集・処理方法などによって生じた偏り（バイアス）や交絡因子が結果の解釈に影響を与える。

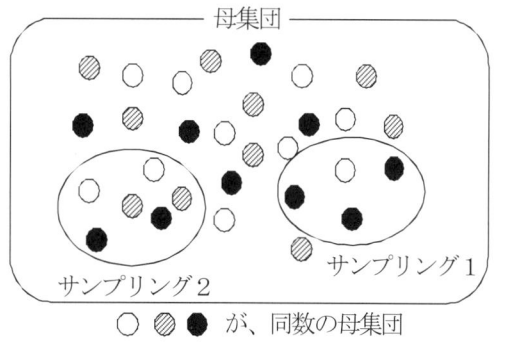

サンプリング数やサンプリングの仕方によっては、母集団の特徴を反映できない対象集団を抽出する場合がある。

6-1 標本誤差

6-2 バイアス（偏り）

1) バイアスとは：

2) 選択バイアス：

　　　（例）

3) 情報バイアス：

　　　（例）

6-3 交絡因子

1) 交絡因子とは：

　　　　（例）

2) 交絡因子の影響を除くための工夫

6-4 因果関係の判定

〔基本問題〕
次の記述のうち、正しいものには○、誤っているものには×を［　］に入れよ。
① 症例―対照研究は、一般に後ろ向き調査として行われる。　　　［　］
② 症例―対照研究における要因の曝露情報の偏り（バイアス）は小さく、信頼度はコホート研究より高い。　　　［　］
③ 症例―対照研究の結果から、寄与危険度を直接算出できる。　　　［　］
④ コホート研究は、発生頻度のまれな疾患の調査に適している。　　　［　］
⑤ 要因―対照研究では、ある疾患の患者と対照者について、特定の要因に対する過去の曝露の程度を比較する。　　　［　］
⑥ 要因曝露者の罹患率から要因非曝露者の罹患率を差し引いた値が寄与危険度である。　　　［　］
⑦ 要因―対照研究は、症例―対照研究に比べて調査に要する期間が短い。　　　［　］

〔応用問題〕
1) ［　　　］内の疫学研究事例に関する記述のうち、正しいものには○、誤っているものには×を［　］に入れよ。（93回問73）

> 1854年にロンドンのブロード街でコレラの大流行があった際に、Snowはコレラ死亡者の発生地図、死亡の日別分布表を作成し、これに詳細な症例の検討結果を加えて、共同井戸がコレラ流行の感染源であることを突き止めた。

a　この研究では、コレラ流行に対する共同井戸という要因の関与を、相対危険度によって評価している。　　　［　］
b　この研究は、疫学の三大要因のうち、病因に着目することが重要であることを示した例である。　　　［　］
c　この研究では、原因となる病原菌を同定することはできないが、コレラの流行に対する有効な防止対策を策定することが可能となる。　　　［　］
d　この研究は、記述疫学の例である。　　　［　］

2) アスベスト作業者とその対照者（年齢構成調整済み）について、アスベスト曝露及び喫煙と肺癌死の関係についてのコホート調査が実施され、表の結果が得られた。喫煙習慣とアスベスト曝露の両リスク要因を有する集団の対照集団に対する肺癌死の相対危険度を求めよ。（92回問75）

アスベスト曝露と喫煙に関する肺癌死コホート調査結果

	アスベスト曝露 あり	アスベスト曝露 なし
喫煙群	602	125
非喫煙群	58	11

注）表中の数字は死亡者数/10万人年対

第7章 健康とは

1 健康と疾病の概念の変遷と、その理由を説明できる (SBO39)
2 世界保健機関（WHO）の役割について概説できる (SBO40)

学習のポイント

```
            ＜疾病構造の変遷＞
              栄養摂取状況の改善
              抗生物質・ワクチンの開発
              医療技術の進歩
    感染症  ─────────────→  生活習慣病
              平均寿命の延長
              ライフスタイルの変化
```

1-1 疾病構造の変遷（主要な死因の変遷）とその理由

・健康日本 21

2-1 WHO の役割

〔基本問題〕
次の記述のうち、正しいものには○、誤っているものには×を［　］に入れよ。
① 感染症による死亡は、過去10年の死因の上位3位に入っている。［　］
② わが国における高血圧症の頻度は、30～70歳のどの年齢層でも、20年前より低下している。　　　　　　　　　　　　　　　　　　　　　　　［　］
③ わが国の胃癌の年齢調整死亡率は、男女とも10年前より上昇している。
　　　　　　　　　　　　　　　　　　　　　　　　　　　　　　　　［　］
④ 1985年以降の統計では、わが国における三大死因は、悪性新生物、心疾患、脳血管疾患である。　　　　　　　　　　　　　　　　　　　　　　［　］
⑤ WHOに加盟できる国は、世界の代表50カ国に限られている。　　　［　］
⑥ WHOでは、伝染病や飢餓対策を行っている。　　　　　　　　　　［　］
⑦ 保健分野の衛生統計や研究開発は、WHO活動の範囲外である。　　［　］
⑧ WHOは、2000年までに地球上の全世界からポリオを根絶する目標を掲げ、目標年にはそれを実現した。　　　　　　　　　　　　　　　　　　［　］
⑨ WHOによって決議された「たばこの規制に関する世界保健機関枠組条約（略：たばこ規制枠組条約）」により、締約国はたばこの広告・販売への規制、密輸対策が求められている。　　　　　　　　　　　　　　　［　］
⑩ 「たばこ規制枠組条約」の内容の一つに、包装面積の3割以上を用いて健康被害の警告表示の掲載を求める項目がある。　　　　　　　　　　　［　］
⑪ WHOでは、エイズに関する政策立案・研究・人材養成・啓発活動を行っている。　　　　　　　　　　　　　　　　　　　　　　　　　　　　　［　］

〔応用問題〕
1) 健康と疾病に関する記述のうち、正しいものには○、誤っているものには×を［　］に入れよ。　（90回問75）
a 病気や衰弱などで要介護状態となった期間を平均寿命から差し引いた期間を健康寿命と呼ぶ。　　　　　　　　　　　　　　　　　　　　　　　［　］
b 生活の質を維持・向上させるために、慢性疾患は根本治療だけでなく、疾病を悪化させないよう管理することが大切である。　　　　　　　　　［　］
c 感染症には個人防衛的対策が、非感染性の慢性疾患には集団防衛的対策がそれぞれ重要である。　　　　　　　　　　　　　　　　　　　　　　［　］
d 生活習慣病は、偏った食事、喫煙、運動不足などライフスタイルが発症と密接に関連している。　　　　　　　　　　　　　　　　　　　　　　［　］

第8章　疾病の予防とは

1 疾病の予防について、一次、二次、三次予防という言葉を用いて説明できる (SBO41)

学習のポイント

- わが国において、健康診断や各種検診（第二次予防）の普及は、平均寿命の大幅な延伸をもたらした。

- 人口の高齢化と平均寿命の延伸に伴って、要支援・要介護者が著しく増加してきた。

- 健康寿命の延伸には、第一次予防による生活習慣病対策が重要である。

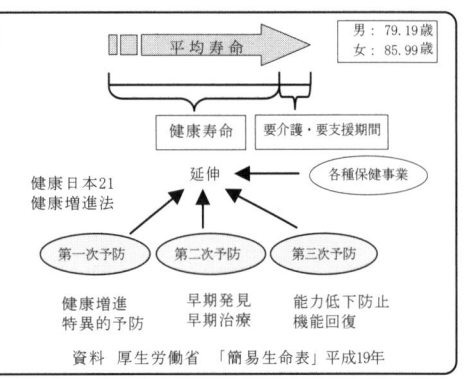

資料　厚生労働省　「簡易生命表」平成19年

1-1 疾病予防についての考え方

1-2 疾病の第一次、第二次、第三次予防

予防医学	予防手段の段階		対策	具体例		
				癌	脳血管疾患	エイズ
第一次予防	第一段階	健康増進	健康教育、食生活改善、生活・労働環境の改善、結婚相談・性教育、遺伝相談	生活習慣病教室・禁煙教室、栄養指導、職業癌の予防	高血圧教室、栄養指導	性教育、生活指導・行動の変容、献血・腎臓提供者のHIV抗体検査
	第二段階	特異的予防				
第二次予防	第三段階	早期発見・早期治療				
第三次予防	第四段階	能力低下防止				
	第五段階	機能回復（リハビリテーション）				

（参考：Leavell HR & Clark EG: Preventive Medicine for the Doctor in His Community, McGraw-Hill, 3rd Ed., 1965、注：原書では第四段階は第二次予防に位置づけられている）

1-3 疾病予防に対する取り組み

1) 健康日本 21（21 世紀における国民健康づくり運動）
   a) 目標
      -
      -
      - 生活の質（QOL）の向上
   b) 具体的な数値目標が設定されている 9 項目
      - 栄養食生活
      - 身体活動・運動
      - 休養・こころの健康づくり
      - タバコ
      - アルコール
      - 歯の健康
      - 糖尿病
      - 循環器病
      - 癌

2) 健康増進法

3) 各種保健事業

2 疾病の予防における予防接種の意義について説明できる (SBO42)

学習のポイント

```
予防接種法
    （2008 年 4 月より結核予防法は廃止され、結核は予防接種法に一元化された。）
  （過去）  （現在）      ┌ 集団防衛に比重を置いたもの ----- 一類疾病
  義務接種 → 勧奨接種  ┤
                          │ 個人の発病・重症化の防止に ----- 二類疾病
                          └ より、集団での蔓延を予防
```

2-1 予防接種の意義

生物学的製剤 ┬ 能動（自動）免疫製剤 ┬ ワクチン ┬ 生ワクチン
　　　　　　 │   │   └ 不活化ワクチン
　　　　　　 │   └ トキソイド
　　　　　　 └ 受動免疫製剤 ┬ 抗毒素血清（抗血清）
　　　　　　　　　　　　　　└ 人免疫グロブリン製剤

2-2 予防接種の種類

予防接種 ┬ 予防接種法によるもの（勧奨接種）---- 定期の予防接種
　　　　 └ 予防接種法によらないもの（任意接種）

2-3 予防接種の対象疾患

3-1 集団防衛に比重を置いたもの（一類疾病）

3-2 個人の発病およびその重症化の防止に比重を置いたもの（二類疾病）

2-4 国際的な対応

2-5 予防接種に伴う健康被害の救済

1) 予防接種健康被害救済制度

2) 医薬品副作用被害救済制度

3 新生児マススクリーニングの意義について説明し、代表的な検査項目を列挙できる (SBO43)

学習のポイント

- 新生児（生後5〜7日）が対象となる。
- 先天性代謝異常及び一部の内分泌疾患を早期に発見し治療することが目的である。
- 近年の受検率はほぼ100%である。
- 患者に対して、小児慢性特定疾患治療研究事業により公費で治療が行われる。
- 血液検査には、細菌発育抑制検査（ガスリー法）、ボイトラー法、ペイゲン法、酵素・放射免疫測定法が用いられる。

3-1 新生児マススクリーニング（先天性代謝異常症検査）の意義

3-2 新生児マススクリーニングの種類と特徴

疾患名	原因	測定物質	測定方法	特徴と治療法
フェニルケトン尿症	フェニルアラニン水酸化酵素欠損	血中フェニルアラニン	ガスリー法	約8万人に1人の発症率、フェニルアラニンを除いたチロシン添加ミルクと制限食を与える。
メープルシロップ尿症				
ホモシスチン尿症				
ガラクトース血症				
先天性副腎過形成症				
クレチン症（先天性甲状腺機能低下症）				

3-3 神経芽細胞腫

4 疾病の予防における薬剤師の役割について討議する (SBO44)

学習のポイント

「調剤、医薬品の供給」以外の薬剤師の任務
- 薬事衛生をつかさどる。
- 公衆衛生の向上及び増進に寄与する。
- 国民の健康な生活の確保に貢献する。

4-1 疾病予防における薬剤師の任務

4-2 環境衛生と薬剤師

4-3 食品栄養と薬剤師

4-4 医薬品と薬剤師

〔基本問題〕
次の記述のうち、正しいものには○、誤っているものには×を［　］に入れよ。
① 疾病の第一次予防には、健康増進と特異的予防が含まれる。　　　［　］
② 生活環境の保全を目的とする環境保全行政は、第一次予防にあたる。
　　　　　　　　　　　　　　　　　　　　　　　　　　　　　　　［　］
③ 生活習慣病という概念の導入は、第二次予防にあたる。　　　　　［　］
④ 脳梗塞を患った人に理学療法を行うのは、第三次予防にあたる。　［　］
⑤ 新生児マススクリーニングで用いられるガスリー法は、細菌発育抑制検査法の一つである。　　　　　　　　　　　　　　　　　　　　　　　［　］
⑥ ホモシスチン尿症では、血中のロイシン濃度が上昇する。　　　　［　］
⑦ クレチン症は、シスタチオニン合成酵素の先天的欠損が原因である。
　　　　　　　　　　　　　　　　　　　　　　　　　　　　　　　［　］
⑧ "健康日本21運動"の目標として、早世（早死）の減少と痴呆や寝たきりにならない状態で生活できる期間（健康寿命）の延伸がある。　［　］
⑨ 学校保健法では、大学を含むすべての学校に学校薬剤師を置くこととなっている。　　　　　　　　　　　　　　　　　　　　　　　　　　［　］
⑩ 水泳プールの残留塩素濃度や教室の炭酸ガス濃度の測定は、学校薬剤師の職務に入る。　　　　　　　　　　　　　　　　　　　　　　　　［　］

〔応用問題〕
1) 疾病の一次予防に該当するものには○を、該当しないものには×を［　］に入れよ。（93回問78）
a　機能回復訓練（リハビリテーション）　　　　　　　　　　　　　［　］
b　新生児マススクリーニング　　　　　　　　　　　　　　　　　　［　］
c　食事摂取基準の設定　　　　　　　　　　　　　　　　　　　　　［　］
d　インフルエンザの予防接種　　　　　　　　　　　　　　　　　　［　］
e　妊婦を対象とした母親教室の開催　　　　　　　　　　　　　　　［　］
2) 母子保健に関する記述のうち、正しいものには○、誤っているものには×を［　］に入れよ（88回問67）
a　フェニルケトン尿症は、新生児マススクリーニングの対象疾患である。
　　　　　　　　　　　　　　　　　　　　　　　　　　　　　　　［　］
b　B型肝炎母子感染防止事業として、キャリアーの母親から出生した子に対して、抗ウイルス薬入りのミルクが支給される。　　　　　　　　［　］
c　新生児マススクリーニングを行なう主な目的は、早期治療することにより血友病を防ぐことにある。　　　　　　　　　　　　　　　　　　　［　］
d　新生児マススクリーニング対象疾患の患者の治療は、公費で行われる。
　　　　　　　　　　　　　　　　　　　　　　　　　　　　　　　［　］

第9章　感染症の現状とその予防

1. 現代における感染症（日和見感染、院内感染、国際感染症など）の特徴について説明できる (SBO45)
2. 新興感染症および再興感染症について代表的な例をあげて説明できる(SBO46)

学習のポイント

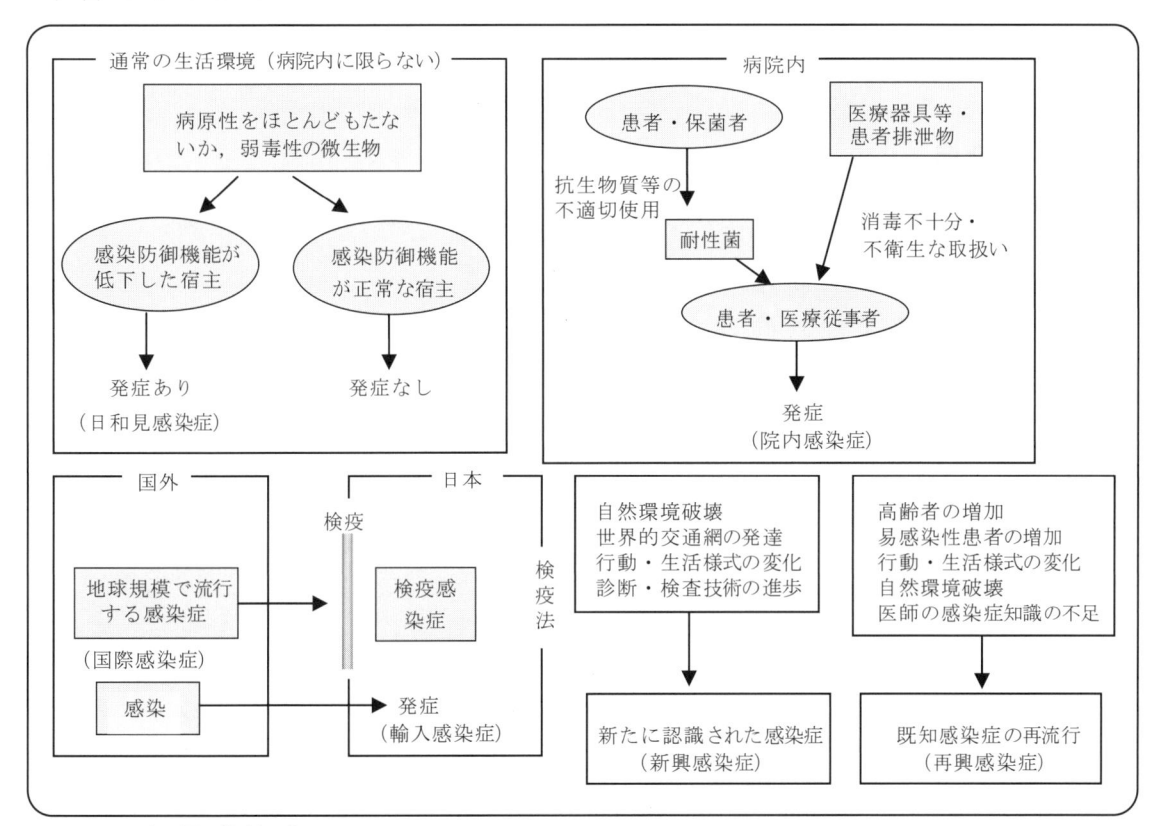

1-1 日和見感染症
1) 日和見感染とは

2) 日和見感染症の種類と特徴

1-2 院内感染症
1) 院内感染とは

2) 院内感染症の種類と特徴

1-3 国際感染症
1) 国際感染症とは

2) 国際感染症の種類と特徴

3) 検疫感染症

2-1 新興感染症
1) 新興感染症とは

2) 新興感染症の種類と特徴
   a) 後天性免疫不全症候群（エイズ）

   b) 重症急性呼吸器症候群（SARS）

   c) ウイルス性出血熱

   d) 腸管出血性大腸炎（腸管出血性大腸菌感染症）

   e) レジオネラ症

   f) ピロリ菌胃潰瘍

   g) コレラ

   h) ウシ海綿状脳症（狂牛病、プリオン病）

2-2 再興感染症
1) 再興感染症とは

2) 再興感染症の種類と特徴
   a) 結核

   ・直接監視下短期化学療法戦略
       (directly observed treatment, short-course:DOTS)

   b) マラリア

   c) サルモネラ食中毒

2-3 人畜共通感染症

疾患名	病原体	媒介動物	感染経路と特徴
日本脳炎	日本脳炎ウイルス	ブタ	コガタアカイエカ
狂犬病			
鳥インフルエンザ			
エボラ出血熱	エボラウイルス	サル、げっ歯類	創傷、接触感染
ラッサ熱	ラッサウイルス	げっ歯類	飛沫感染
ペスト			
炭疽			
結核			
ツツガムシ病			
オウム病			
狂牛病			
トキソプラズマ症			

2-4 細菌性・ウイルス性経口感染症

疾患名	病原体	症状	特徴
コレラ	コレラ菌	水溶性下痢、嘔吐、発熱・腹痛は伴わない	グラム陰性無芽胞桿菌、酸・加熱・消毒薬に弱い、コレラエンテロトキシンを産生、大陸型とエルトール型がある。
細菌性赤痢			
腸チフス			
パラチフス			
腸管出血性大腸菌感染症			
急性灰白髄炎（ポリオ）			
ウイルス性肝炎（A型、E型）			
伝染性下痢症			

2-5 原虫性経口感染症

2-6 寄生虫による感染症

3 一、二、三類感染症および代表的な四、五類感染症を列挙し、分類の根拠を説明できる (SBO47)

学習のポイント

感染症の予防及び感染症の患者に対する医療に関する法律（感染症法）の要点
・最新の医学的知見に基づく感染症の分類の見直し。
・結核を感染症法に位置づけて総合的な感染症対策を実施する。
・生物テロや事故による感染症の発生・蔓延を防止するための病原体等の管理体制の確立。

3-1 感染症法（2008年5月施行）の概要

3-2 一類感染症（7種）感染症統計：全数把握

分類上の特徴：感染力、罹患した場合の重篤性などに基づく総合的な観点からみた危険性がきわめて高い感染症。

疾患名	感染源	感染経路	症状とその他の特徴
エボラ出血熱	エボラウイルス（RNA型）	不明（接触感染？）	高熱、筋肉痛、頭痛、吐血、出血、国際感染症、我が国での発生例なし。
クリミア・コンゴ出血熱			
マールブルグ病			
ラッサ熱			
痘瘡（そう）			
南米出血熱			
ペスト			

3-3 二類感染症（5種）感染症統計：全数把握

分類上の特徴：

疾患名	感染源	感染経路	症状とその他の特徴
急性灰白髄炎（ポリオ）	ポリオウイルス（RNA型）	経口感染（大部分は不顕性感染）	発熱、頭痛、髄膜刺激症状、弛緩性麻痺、近年、我が国で野生株による感染例はなし。
ジフテリア			

疾患名			
重症急性呼吸器症候群（SARSコロナウイルスによるものに限る）			
結核			
鳥インフルエンザ（H5N1）			

3-4 三類感染症（5種）感染症統計：全数把握
分類上の特徴：

疾患名	感染源	感染経路	症状とその他の特徴
腸管出血性大腸菌感染症	腸管出血性大腸菌 グラム陰性無芽胞桿菌	経口感染	水溶性下痢、腹痛、血便、発熱、嘔気、嘔吐、感冒性症状、溶血性尿毒症症候群（HUS）、脳症、僅かな菌数で発症
コレラ			
細菌性赤痢			
腸チフス			
パラチフス			

3-5 四類感染症（41種）感染症統計：全数把握
分類上の特徴：

疾患名	感染源	感染経路	症状とその他の特徴
日本脳炎	日本脳炎ウイルス（RNA型）	蚊：コガタアカイエカ（大部分は不顕性感染）	発熱、嘔吐、筋硬直、痙攣、昏睡、予防接種の普及で発症例は僅か
鳥インフルエンザ（H5N1を除く）			
ウイルス性肝炎（A型、E型）			

ウエストナイル熱			
レジオネラ症			
炭疽病			
発疹チフス			
マラリア			
ツツガムシ病			

(その他主なもの) ウイルス性疾患：黄熱、デング熱、狂犬病、腎症候性出血熱、ハンタウイルス肺症候群　細菌性疾患：回帰熱、ブルセラ症、ボツリヌス症　リケッチア性疾患：Q熱、ライム病　原虫性疾患：エキノコックス症　その他：オウム病など

3-6 五類感染症（42種）感染症統計：全数把握または定点把握

分類上の特徴：

（全数把握）

疾患名	感染源	感染経路	症状とその他の特徴
後天性免疫不全症候群（エイズ）	エイズウイルス（HIV）	輸血・血液製剤感染、垂直感染、性交感染	免疫力低下、日和見感染症（カリニ肺炎、カンジダ症、カポジ肉腫など）、感染者は近年増加傾向にある
ウイルス性肝炎（B型、C型、D型）			
クロイツフェルト・ヤコブ病			
クリプトスポリジウム症			
梅毒			
破傷風			
バンコマイシン耐性腸球菌感染症			

(その他主なもの) 劇症型溶血性レンサ球菌感染症、髄膜炎菌性髄膜炎など

（定点把握）

疾患名	感染源	感染経路	症状とその他の特徴
インフルエンザ（鳥インフルエンザ及び新型インフルエンザ等感染症を除く）	A、B、C型インフルエンザウイルス（A型インフルエンザウイルスの感染力が最も強い）	飛沫感染	発熱、頭痛、咳、咽頭痛、筋肉痛など。高齢者では肺炎を併発する場合がある。
クラミジア肺炎（オウム病を除く）			
百日咳			
風疹			
麻疹			
メチシリン耐性黄色ブドウ球菌感染症			
ペニシリン耐性肺炎球菌感染症			
マイコプラズマ肺炎			
薬剤耐性緑膿菌感染症			
淋菌感染症			
感染性胃腸炎			
A群溶血性レンサ球菌咽頭炎			

（その他主なもの）水痘、流行性耳下腺炎、RSウイルス感染症など

3-7 新型インフルエンザ等感染症

分類上の特徴：

・新型インフルエンザ：

・再興型インフルエンザ：

3-8 新感染症

分類上の特徴：

・わが国で、これまでに新感染症に指定されたものはない。

3-9 指定感染症

分類上の特徴：

・2003年に重症急性呼吸器症候群（SARS），2006年に鳥インフルエンザ（H5N1）が指定感染症に指定された。

3-10 感染症類型と医療体制

感染症類型	主な対応・措置	医療体制	医療費負担
新感染症	原則として入院	特定感染症指定医療機関（全国で数ヵ所）	全額公費（医療保険の適用なし）
一類感染症			
二類感染症			
三類感染症			
四類感染症			
五類感染症			

3-11 特定病原体等の法的取扱い

分類	主な病原体	特徴
1種病原体	痘瘡ウイルス、南米出血熱ウイルス、エボラウイルス、クリミア・コンゴ出血熱ウイルス、マールブルグウイルス、ラッサウイルス	国民の生命及び健康に極めて重大な影響を与える恐れがある病原体であり、原則として輸入・譲渡が禁止されているもの。
2種病原体		
3種病原体		
4種病原体		

4 母子感染する疾患を列挙し、その予防対策について説明できる（SBO48）

学習のポイント

```
母子感染 ┤ 経胎盤感染      予防対策 ┤ 妊婦の感染予防・治療
        │ 産道感染                │ 妊婦健診
        │ 授乳（母乳）感染        │ 出産時・出産後の感染予防・管理
```

4-1 母子感染症

病原体をもつ母親から、胎児または新生児に病原体が直接伝播することによって起こる感染症。

4-2 母子感染の種類と特徴

病原体の主な伝播様式	病原体	種類と特徴
経胎盤感染	梅毒トレポネーマ	細菌、肝臓や脾臓の肥大、心臓の奇形などTORCH症候群症状が見られる
産道感染	淋菌	細菌
経胎盤感染および産道感染	ヒトサイトメガロウイルス	ウイルス
母乳感染		

4-3 子宮内感染によって胎児・新生児に起こる共通の臨床症状

4-4 母子感染の予防

1) 先天性風疹症候群の予防
2) B型肝炎母子感染防止事業

5 性行為感染症を列挙し、その予防対策と治療について説明できる（SBO49）

学習のポイント

- 性行為感染症（性感染症）には、細菌性、ウイルス性、原虫、クラミジア、寄生虫、その他様々なものがある。
- 主な性行為感染症は感染症法における五類感染症に含まれる。
- 性行為感染症の性行為は、性交のみならず、性器接触、性器以外での類似行為、異性間のみならず同性間での感染も含まれる。
- 予防の基本は感染経路対策である。
- 受診率の低いことが、新たな感染を引き起こす原因となっている。

5-1 性行為感染症（STD: sexually transmitted diseases）

5-2 性行為感染症の種類と特徴

病名	感染症類型	感染源	症状とその他の特徴
梅毒	五類感染症（全数把握）	梅毒トレポネーマ	鼠径部リンパ節の腫脹、バラ疹を伴う皮膚症状、心血管・神経系障害、経胎盤感染
性器クラミジア感染症			
性器ヘルペスウイルス感染症			
尖圭コンジローマ			
淋菌感染症			

5-3 性行為感染症の動向

5-4 性行為感染症の予防と治療

6 予防接種法で定める定期予防接種の種類をあげ、接種時期などを説明できる（SBO50）

（注）平成19年6月より、結核予防法は廃止されて感染症法に統合されているので、SBO50の「予防接種法と結核予防法」を「予防接種法」に統一した。

学習のポイント
- 予防接種法による定期予防接種の対象疾患は、一類疾病と二類疾病に分かれる。
- 一類疾病の対象疾患は、集団予防の目的に比重が置かれた疾患である。
- 二類疾患の対象疾患は、個人予防の目的に比重が置かれた疾患である。
- 定期予防接種は、接種の対象や時期が定められており、対象年齢を過ぎると任意の予防接種として扱われる。

6-1 予防接種に用いられるワクチンの種類と対象疾患

接種源	対象疾患
弱毒生ワクチン	急性灰白髄炎（ポリオ）、BCG（結核）、麻疹、風疹、流行性耳下腺炎（ムンプス）、水痘、黄熱、天然痘（痘瘡）
不活化ワクチン	
トキソイドワクチン	

DPT：百日咳、ジフテリア、破傷風の3種混合ワクチン、DT：ジフテリアと破傷風の2種混合ワクチン

6-2 予防接種の種類

接種方法	対象疾患
定期接種	一類疾病、二類疾病につき市町村長が政令に定めた年齢の対象者に実施する。このうち、一類疾病の対象者は接種を受ける努力義務があるが、二類疾病の対象者にはない。接種費用は公費で賄われ、健康被害救済制度の対象となる。
臨時接種	
任意接種	

6-3 定期予防接種の対象疾患

1) 一類疾病：

2) 二類疾病：

3) 接種対象者と接種時期

分類	対象疾患	区分	対象年齢（標準接種年齢）	回数
一類	ジフテリア1*	1期初回	3～90月未満（3～12月）	3回
		1期追加	3～90月未満で、初回終了後6ヶ月以上の間隔をおく（初回終了後12～18月）	1回
		2期	12・13歳（12歳）	1回
			3～90月未満（3～18月）	2回
			12～90月未満（12～１５月）	1回
	風疹		12～90月未満（12～36月）	1回
		1期初回	6～90月未満（3歳）	2回
		1期追加	6～90月未満で、初回終了後おおむね1年をおく（4歳）	1回
		2期	9～13歳未満（9歳）	
		3期	14・15歳（14歳）	1回
			4歳未満（3～12月）	
二類			① 65歳以上（通常12月中旬まで）	毎年度1回
			② 60～65歳未満で厚生労働省令で定めるもの。	毎年度1回

1* ジフテリア、百日咳、破傷風では、1期はDPTワクチンを用いるが、百日咳既罹患患者など一部はDTワクチンを用いる。

〔基本問題〕
次の記述のうち、正しいものには○、誤っているものには×を［　］に入れよ。
① 医療従事者には、院内感染は起こらない。　　　　　　　　　［　］
② 感染症法では、バイオテロ対策及び病原体の適正な取扱いの観点から、病原体を1種から4種の特定病原体等に分類している。　　　　　［　］
③ 感染症法で、結核は三類感染症に指定されている。　　　　　［　］
④ 一類感染症の主な対応は、原則として入院である。　　　　　［　］
⑤ 一類感染症の医療費負担は、全額公費負担である。　　　　　［　］
⑥ 日和見感染とは、宿主の免疫機能が低下したときに、通常は感染が起こりにくい微生物の感染を受けることをいう。　　　　　　　　　［　］
⑦ 生ワクチンや不活化ワクチンは感染症の治療に用いられる。　［　］
⑧ 風疹ワクチンは妊婦を対象に接種される。　　　　　　　　　［　］
⑨ 3種混合ワクチンとは、ジフテリア、百日咳、ポリオ混合ワクチンのことである。　　　　　　　　　　　　　　　　　　　　　　　　　［　］
⑩ 義務接種として行なわれてきた予防接種は、勧奨接種に改められている。　　　　　　　　　　　　　　　　　　　　　　　　　　　　　［　］

〔応用問題〕
1) 結核に関する記述のうち、正しいものには○、誤っているものには×を［　］に入れよ。（93回問77）
a 結核対策の見直しにより、結核予防法は廃止されて感染症法に統合されている。　　　　　　　　　　　　　　　　　　　　　　　　　　　［　］
b 結核患者の治療成功率の向上対策として、DOTSが導入されている。　　　　　　　　　　　　　　　　　　　　　　　　　　　　　　　　［　］
c 近年、我が国における結核の罹患率は、先進諸国の中では低い水準にある。　　　　　　　　　　　　　　　　　　　　　　　　　　　　　［　］
d BCGは、結核菌の弱毒株から調製した不活化ワクチンである。［　］
e HIV感染は、結核のリスクファクターである。　　　　　　　［　］
　　　（注）感染症法：感染症の予防及び感染症の患者に対する医療に関する法律
　　　　　（平成20年5月施行）
2) 日和見感染症の原因となる病原体に該当するものには○を、該当しないものには×を［　］に入れよ。（92回問78）
a レジオネラ・ニューモフィラ　　　　　　　　　　　　　　　［　］
b 緑膿菌　　　　　　　　　　　　　　　　　　　　　　　　　［　］
c ビブリオ・コレラ　　　　　　　　　　　　　　　　　　　　［　］
d ヘリコバクター・ピロリ　　　　　　　　　　　　　　　　　［　］
e C型肝炎ウイルス　　　　　　　　　　　　　　　　　　　　［　］

第10章　生活習慣病とその予防

1. 生活習慣病の種類とその動向について説明できる（SBO51）
2. 生活習慣病の危険因子を列挙できる（SBO52）
3. 食生活と喫煙などの生活習慣と疾病のかかわりについて説明できる（SBO53）

学習のポイント

- 生活習慣病とは：
    生活習慣を改善することで、予防することが可能な疾患
- 代表的な生活習慣病
    脳血管疾患、心疾患、悪性新生物、高血圧症、脂質異常症（高脂血症）、糖尿病、肥満、痛風、歯周病、骨粗鬆症、アルコール性肝疾患、など

1-1 生活習慣病とは

1-2 生活習慣病の種類

1-3 代表的な生活習慣病の動向

1) 糖尿病：

2) 高血圧症：

3) 肥満：

2-1 危険因子（Risk factor）とは

1) 糖尿病の危険因子：

2) 高血圧症の危険因子：

3) 心疾患の危険因子：

4) 脳血管疾患の危険因子：

3-1 食習慣と生活習慣病

3-2 喫煙習慣と生活習慣病

3-3 運動習慣と生活習慣病

〔基本問題〕
1) 生活習慣病に関する記述のうち、該当するものには○、該当しないものには×を[ ]に入れよ。
① 結核　　　　　　　　　　　　　　　　　　　　　　　　　　[ ]
② 脂質異常症　　　　　　　　　　　　　　　　　　　　　　　[ ]
③ 肥満　　　　　　　　　　　　　　　　　　　　　　　　　　[ ]
④ 歯周病　　　　　　　　　　　　　　　　　　　　　　　　　[ ]
⑤ インフルエンザ　　　　　　　　　　　　　　　　　　　　　[ ]
2) 次の記述のうち、正しいものには○、誤っているものには×を[ ]に入れよ。
① 肥満は高血圧症のリスクファクターの1つである。　　　　　[ ]
② 肥満の判定にはBMI（body mass index）が用いられている。[ ]
③ 血中HDLコレステロールの高値は、高血圧の原因の1つと考えられている。
　　　　　　　　　　　　　　　　　　　　　　　　　　　　　[ ]
④ 糖尿病で血中のヘモグロビンA_{1C}は減少する。　　　　　　[ ]
⑤ 喫煙は、虚血性心疾患と肺癌のリスクファクターである。　　[ ]

〔応用問題〕
1) 生活習慣病に関する記述のうち、正しいものには○、誤っているものには×を[ ]に入れよ。（90回問71）
a 癌の1次予防として、禁煙、低塩食及び低脂肪食があげられる。[ ]
b 脳内出血の誘因として、過労や寒冷刺激などが知られている。[ ]
c 血中LDLコレステロール値は、心疾患発症の指標にはならない。[ ]
d 生活習慣に関連して発症する糖尿病の多くは、インスリン依存性である。[ ]
2) 喫煙に関する記述のうち、正しいものには○、誤っているものには×を[ ]に入れよ。（93回問74）
a 我が国の20〜30歳代女性の喫煙率は、近年低下しつつある。[ ]
b 分煙対策は、受動喫煙の影響を減らすためのものである。　[ ]
c 喫煙は、心疾患のリスクファクアターではない。　　　　　[ ]
d 妊産婦の喫煙は、低出生体重のリスクファクターとなる。　[ ]
3) 肥満に関する記述のうち、正しいものには○、誤っているものには×を[ ]に入れよ。（92回問80）
a 肥満の判定にはBMIが用いられ、BMIが18.5以上を肥満と判定する。[ ]
b 肥満は、糖尿病、高血圧症、脂質異常症などの生活習慣病を誘発するリスク要因である。[ ]
c 我が国の女性は、いずれの年齢層においても20年前に比べ、肥満者の割合が増加している。[ ]
d 肥満の解消には有酸素運動が有効である。　　　　　　　　[ ]

第11章 職業病とその予防

1 おもな職業病を列挙し、その原因と症状を説明できる（SBO54）

学習のポイント

> 物理的因子：熱中症、減圧症、騒音性難聴、振動障害、他
> 化学的因子：じん肺、金属中毒、職業癌、有機溶剤中毒、他
> 作業条件における因子：VDT障害、他

1-1 代表的な職業病について

1) 物理的因子：
　・熱中症

　・減圧症

　・騒音性難聴

　・振動障害

　・他

2) 化学的因子：
　・じん肺

　・金属中毒

　・職業癌

　・有機溶剤中毒

3) 作業条件におけるもの：
　・VDT障害

〔基本問題〕

1) 次の記述のうち、正しいものには〇、誤っているものには×を〔　〕に入れよ。
① 熱中症は、高温多湿下のもとで水分をとらずに長時間労働にすることによって発生する。　〔　〕
② 潜水病は、常圧から急激に海底などの高圧下に移行する際に生じる。　〔　〕
③ 職業性レイノー症候群は、削岩機などによる局所振動が原因である。　〔　〕
④ 騒音性難聴の特徴は、4,000Hz以上の高音域から聴力が低下することである。　〔　〕
⑤ アスベスト肺では、中皮腫と呼ばれる悪性腫瘍が発症するとされている。　〔　〕

2) 以下の職業病の原因に当てはまる病名を（　）に記入せよ
① 高温多湿下で水分補給なしでの作業　　　　　　（　　　　　　）
② VDT作業　　　　　　　　　　　　　　　　　　（　　　　　　）
③ 局所振動障害　　　　　　　　　　　　　　　　（　　　　　　）
④ 過度の紫外線　　　　　　　　　　　　　　　　（　　　　　　）
⑤ 鉱物性粉じん　　　　　　　　　　　　　　　　（　　　　　　）

〔応用問題〕

1) 職業病に関する次の記述のうち、正しいものには〇、誤っているものには×を〔　〕に入れよ。（85回問67）
a　じん肺の原因となる粉じんは、粒子径が大きいほど肺胞まで到達しやすい。　〔　〕
b　パソコン作業従事者には、頸肩腕症候群が起こりやすい。　〔　〕
c　トルエンの暴露は、尿中の馬尿酸によって確認できる。　〔　〕

2) 職業癌の原因物質とそれによる癌の主な発生部位との関係のうち、正しいものには〇、誤っているものには×を〔　〕に入れよ。（92回問81）
a　β-ネフチルアミン――――――――――――　肺　　　　　　〔　〕
b　ビス（クロロメチル）エーテル　――――　皮膚　　　　　〔　〕
c　塩化ビニルモノマー――――――――――　肝臓（血管肉腫）　〔　〕
d　ベンジジン　――――――――――――――　膀胱　　　　　〔　〕

第12章　化学物質の代謝・代謝活性化

1　代表的な有害化学物質の吸収、分布、代謝、排泄の基本的なプロセスについて説明できる（SBO55）

学習のポイント

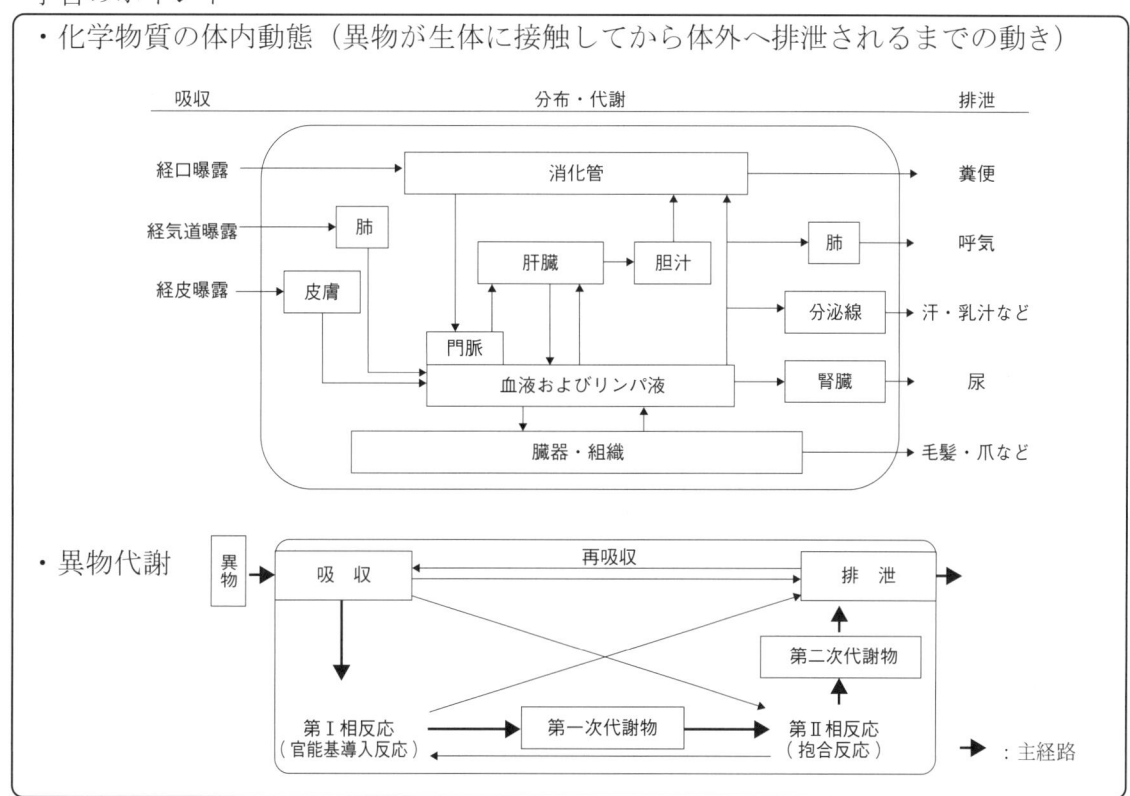

- 化学物質の体内動態（異物が生体に接触してから体外へ排泄されるまでの動き）

- 異物代謝

1-1 吸収

1-2 分布

1-3 代謝

1-4 排泄

2　第Ⅰ相反応がかかわる代謝、代謝活性化について概説できる（SBO56）

学習のポイント
・第Ⅰ相反応の種類
　　酸化反応
　　　　シトクロム P450 による酸化
　　　　P450 以外の酵素による酸化
　　還元反応
　　加水分解反応

2-1 酸化反応
1) シトクロム P450 の特徴

2) シトクロム P450 の構造と反応
　a) ヘムタンパク質（Fe^{3+} で異物と結合し、Fe^{2+} で酸素と結合）
　b) 一原子酸素添加反応（モノオキシゲネーション）
$$RH + O_2 + 2NADPH \longrightarrow (\quad) + (\quad) + (\quad)$$

3) シトクロム P450 による酸化
　a) 側鎖アルキル基および脂肪環の酸化

　b) N-、O-および S-脱アルキル

　c) 二重結合の酸化（エポキシ化）

　d) N および S 原子の酸化

e) 酸化的脱アミノ

4) その他

2-2 還元反応
1) ニトロ基およびアゾ基の還元

2) カルボニル基の還元

3) N-オキシドおよびエポキシドの還元

4) 還元的脱ハロゲン

2-3 加水分解反応
1) エステルおよびアミドの加水分解

2) エポキシドの加水分解

3) グルクロン酸および硫酸抱合体の加水分解

4) 配糖体の加水分解

2-4 第Ⅰ相反応がかかわる代謝活性化

3 第Ⅱ相反応がかかわる代謝、代謝活性化について概説できる（SBO57）

学習のポイント
- 第Ⅱ相反応の種類
  グルクロン酸抱合、硫酸抱合、グルタチオン抱合、アシル抱合（アミノ酸抱合）、アセチル抱合、メチル抱合
- 第Ⅱ相反応がかかわる代謝活性化
  ヒドロキシルアミンエステル、ベンジルアルコール型硫酸エステルおよびグルタチオン抱合体を活性本体とする発癌物質

3-1 第Ⅱ相反応（抱合）

1) グルクロン酸抱合
    酵素名：　　　　　　　　　　　　　画　分：
    補因子：　　　　　　　　　　　　　官能基：

2) 硫酸抱合
    酵素名：　　　　　　　　　　　　　画　分：
    補因子：　　　　　　　　　　　　　官能基：

3) グルタチオン抱合、（N-アセチルシステイン抱合体；メルカプツール酸）
    酵素名：　　　　　　　　　　　　　画　分：
    補因子：　　　　　　　　　　　　　官能基：

4) アシル抱合（アミノ酸抱合）
    酵素名：　　　　　　　　　　　　　画　分：
    補因子：　　　　　　　　　　　　　官能基：

5) アセチル抱合
    酵素名：　　　　　　　　　　　　　画　分：
    補因子：　　　　　　　　　　　　　官能基：

6) その他

3-2 第Ⅱ相反応がかかわる代謝活性化

〔基本問題〕
1) 第Ⅰ相反応および第Ⅱ相反応の種類を示せ。
　　第Ⅰ相反応：[　　　　　]、[　　　　　　]、[　　　　　　]
　　第Ⅱ相反応：[　　　　　]

2) 次の記述のうち、正しいものには○、誤っているものには×を［　］に入れよ。
① エタノールは胎盤を通過する。　　　　　　　　　　　　　　　　[　]
② 腸肝循環では、胆汁中に排泄された異物が抱合型のまま再び吸収される。　[　]
③ 一般に極性の高い化合物ほど、体外への排泄は遅い。　　　　　　　[　]
④ ヒトの胎児の肝臓には薬物代謝能はない。　　　　　　　　　　　　[　]
⑤ 飲酒や喫煙習慣は、薬物代謝能に影響を与える。　　　　　　　　　[　]
⑥ CYPの発現分子種は、同一個体でも臓器によって異なる。　　　　　[　]
⑦ シトクロムP450は、一酸化炭素が結合すると失活する。　　　　　　[　]
⑧ シトクロムP450は、ヘムタンパク質の一種である。　　　　　　　　[　]
⑨ シトクロムP450は、CYP3A4やCYP2D6などの多くの分子種からなる。[　]
⑩ アスパラギンは、ヒトでの抱合反応に利用される主要なアミノ酸である。[　]
⑪ グルクロン酸抱合では、UDP-α-D-グルクロン酸が供与体となる。　　[　]
⑫ 硫酸抱合では、コンドロイチン硫酸が供与体となる。　　　　　　　[　]

〔応用問題〕
1) CYPに関する記述のうち、正しいものには○、誤っているものには×を［　］に入れよ。(86回問95)
a CYPは、ミクロソーム画分のみならず、ミトコンドリアにも存在している。[　]
b 薬物を解毒するCYPの分子種は、癌原物質を活性化することはない。　[　]
c CYPが1分子の薬物に酸素原子を1個添加するのに、2個の電子を必要とする。
　　　　　　　　　　　　　　　　　　　　　　　　　　　　　　　　[　]
d CYPは、薬物の酸化反応を触媒するが、還元反応は触媒しない。　　　[　]

2) ヒトにおける化学物質の代謝に関する記述のうち、正しいものには○、誤っているものには×を［　］に入れよ。(93回問93)
a UDP-グルクロノシルトランスフェラーゼ（UGT）により生成するグルクロニドは、すべてβ体である。　　　　　　　　　　　　　　　　　　　　[　]
b 安息香酸は、タウリン抱合を受けて馬尿酸として排泄される。　　　　[　]
c ベンゾ[a]ピレンの代謝的活性化には、シトクロムP450が関与する。　[　]
d 硫酸抱合体は、さらにメルカプツール酸へと代謝されて尿中に排出される。[　]

第13章 化学物質による発癌

[1] 発癌物質などの代謝的活性化の機構を列挙し、その反応機構を説明できる
（SBO58）

学習のポイント
- 発癌物質の分類
    遺伝子毒性型発癌物質
        ①一次発癌物質（直接型発癌物質）・・・代謝活性化不必要
        ②二次発癌物質（前駆型発癌物質）・・・代謝活性化必要
- 代謝活性化を受ける発癌物質の活性本態
    1）エポキシド
    2）ヒドロキシルアミンエステル
    3）アルキルジヒドロキシド

1-1 一次発癌物質と二次発癌物質

1-2 二次発癌物質の代謝的活性化機構
1) 多環芳香族炭化水素の代謝的活性化

2) 芳香族アミン類および芳香族ニトロ類の代謝的活性化

3) 脂肪族ニトロソ類の代謝的活性化

2　変異原性試験（エイムス試験など）の原理を説明し、実施できる（SBO59）

学習のポイント
・化学物質による突然変異の機構
　　塩基対置換型変異
　　フレームシフト型変異
・Ames（エイムス）試験・・・復帰突然変異の検出
・その他の変異原性試験：染色体異常、小核試験

2-1 化学物質による突然変異の機構
1) 塩基対置換型変異：
2) フレームシフト型変異：

2-2 Ames（エイムス）試験
1) 使用菌：

2) 原　理：

3) 代謝活性化系：

2-3 その他の変異原性試験
1) 染色体異常試験：

2) 小核試験：

3 発癌のイニシエーションとプロモーションについて概説できる（SBO60）
4 代表的な癌遺伝子と癌抑制遺伝子をあげ、それらの異常と癌化との関連を説明できる（SBO61）

学習のポイント

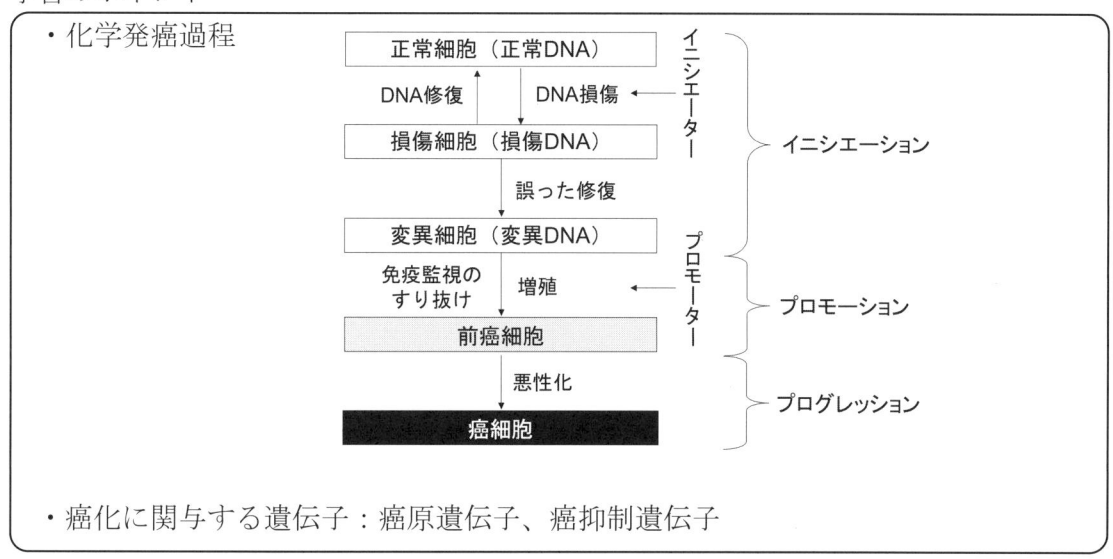

- 化学発癌過程

```
正常細胞（正常DNA）            ┐
   ↑DNA修復  ↓DNA損傷 ←イニシエーター │
損傷細胞（損傷DNA）             │ イニシエーション
   ↓誤った修復                │
変異細胞（変異DNA）        ┐    ┘
   免疫監視の  ↓増殖 ←プロモーター │
   すり抜け                  │ プロモーション
前癌細胞                    ┘
   ↓悪性化                   } プログレッション
癌細胞
```

- 癌化に関与する遺伝子：癌原遺伝子、癌抑制遺伝子

3-1 イニシエーターとプロモーター

1) 完全発癌物質

2) 不完全発癌物質

4-1 代表的な癌原遺伝子とその遺伝子産物の機能

4-2 代表的な癌抑制遺伝子とその遺伝子産物の機能

〔基本問題〕

1) 次の記述のうち、正しいものには〇、誤っているものには×を［　］に入れよ。
① アフラトキシン B_1 は、一次発癌物質である。　　　　　　　　　　［　］
② ベンゾ［a］ピレンは、二次発癌物質である。　　　　　　　　　　　［　］
③ ジメチルニトロソアミンは、一次発癌物質である。　　　　　　　　　［　］
④ 発癌イニシエーターとして働く化学発癌物質は、全て発癌プロモーター作用も示す。　　　　　　　　　　　　　　　　　　　　　　　　　　　　　　　　［　］
⑤ 2-ナフチルアミンは、代謝活性を受けて発癌イニシエーターとなる。　［　］
⑥ ホルボールエステル類の中には、発癌プロモーター作用を持つ物質が知られている。　　　　　　　　　　　　　　　　　　　　　　　　　　　　　　　　［　］
⑦ Ames 試験には、大腸菌を用いる。　　　　　　　　　　　　　　　　［　］
⑧ Ames 試験は、トリプトファン要求変異株を用いて復帰突然変異を調べる方法である。　　　　　　　　　　　　　　　　　　　　　　　　　　　　　　　　［　］
⑨ Ames 試験では、化学物質の代謝活性化に菌体のホモジネートを用いる。［　］

〔応用問題〕

1) 化学物質の代謝に関する記述のうち、正しいものには〇、誤っているものには×を［　］に入れよ。(92 回問 83)
a　第 I 相反応では、酸化、還元、加水分解により官能基が導入あるいは生成される。　　　　　　　　　　　　　　　　　　　　　　　　　　　　　　　　［　］
b　シトクロム P450 は、代表的な加水分解酵素である。　　　　　　　［　］
c　アフラトキシン B_1 は、β-グルコシダーゼで代謝的に活性化され、発癌性を示す。　　　　　　　　　　　　　　　　　　　　　　　　　　　　　　　　［　］
d　ジメチルニトロソアミンは、シトクロム P450 で代謝的に活性化され、発癌性を示す。　　　　　　　　　　　　　　　　　　　　　　　　　　　　　　　　［　］

2) Ames 試験に関する記述のうち、正しいものには〇、誤っているものには×を［　］に入れよ。(91 回問 82)
a　発癌プロモーターのスクリーニング法である。　　　　　　　　　　　［　］
b　ヒスチジン要求性のネズミチフス菌を用いて、その復帰突然変異を検出する。
　　　　　　　　　　　　　　　　　　　　　　　　　　　　　　　　　［　］
c　ラットの肝ホモジネートの 9,000×g 上清画分に補酵素を加えた S9mix は、被検化合物を代謝活性化するために用いられる。　　　　　　　　　　　　　　　　［　］

第14章 化学物質の毒性

1. 化学物質の毒性を評価するためのおもな試験法を列挙し、概説できる（SBO62）

学習のポイント

- わが国で行われているおもな毒性試験

```
一般毒性試験・・・・単回投与毒性試験（急性毒性試験）
              反復投与毒性試験 ┬ 亜急性毒性試験
                        └ 慢性毒性試験

特殊毒性試験・・・・生殖・発生毒性試験（催奇形性、繁殖試験）
              遺伝毒性試験 ─── 遺伝子突然変異試験
              （変異原性試験）┬ 染色体異常試験
                        └ 小核試験
              癌原性試験（発癌性試験）
              その他 ─── 局所刺激性試験、依存性試験、抗原性試験
```

1-1 化学物質の種類とおもな毒性試験

試験の種類		医薬品	食品添加物	農薬
一般毒性試験	単回（急性）	○	−	○
	反復（亜急性）			
	反復（慢性）			
特殊毒性試験	生殖・発生			
	発癌性			
	変異原性			
	アレルギー			
	局所刺激			

○：申請に必要な試験項目
△：状況によって申請に必ずしも必要でない試験項目
−：申請に不用な項目

1-2 一般毒性試験

1) 単回投与毒性試験（急性毒性試験）

2) 反復投与毒性試験

1-3 特殊毒性試験
1) 生殖・発生毒性試験（催奇形性、繁殖試験）

2) 遺伝毒性試験（変異原性試験）

　　a) 遺伝子突然変異試験：

　　b) 染色体異常試験：

　　c) 小核試験：

3) 癌原性試験（発癌性試験）

4) その他の特殊毒性試験
　　a) 局所刺激性試験：

　　b) 依存性試験：

　　c) 抗原性試験：

　　d) その他：

1-4 毒性試験の信頼性の保証
・化学物質の安全性についての基準 good laboratory practice（GLP）とは

第 14 章 化学物質の毒性

2 肝臓、腎臓、神経などに特異的に毒性を示すおもな化学物質を列挙できる（SBO63）
3 重金属、農薬、PCB、ダイオキシンなどの代表的な有害化学物質の急性毒性、慢性毒性の特徴について説明できる（SBO64）

学習のポイント

- 代表的な有害化学物質
    有害金属：無機水銀（Hg^{2+}）、金属水銀（Hg^0）、メチル水銀、カドミウム、ヒ素、クロム、鉛、スズ
    ガス：一酸化炭素、硫化水素
    農薬：有機リン剤、カルバメート剤、有機塩素系農薬、有機フッ素剤、ジピリジリウム系農薬（パラコート）
    有機溶剤：四塩化炭素、テトラクロロエチレン、トリクロロエチレン、ベンゼン
    ダイオキシン類：ポリ塩化ダイオキシン、ポリ塩化ベンゾフラン、コプラナーPCB

- 毒性の種類
    酵素毒：コリンエステラーゼ阻害、アコニターゼ阻害、電子伝達系阻害、ヘム合成阻害
    血液毒：メトヘモグロビン生成、一酸化炭素中毒
    活性酸素生成による生体傷害：脂質の過酸化
    内分泌攪乱作用

- 有害化学物質の毒性

	化学物質	毒性	備考
重金属類	無機水銀（Hg^{2+}）		
	金属水銀（Hg^0）		
	メチル水銀		
	カドミウム		

重金属類	ヒ素		
	クロム（6価）		
	無機鉛		
	スズ（トリブチルスズオキシド）		
ガス	一酸化炭素		
	硫化水素		
農薬	有機リン剤		
	カルバメート剤		
	有機塩素系農薬（DDT、BHC、ドリン剤）		
	パラコート		
	モノフルオロ酢酸ナトリウム、モノフルオロ酢酸アミド		

有機溶剤	四塩化炭素		
	テトラクロロエチレン、トリクロロエチレン		
	ベンゼン		
ダイオキシン類	ポリ塩化ダイオキシン（PCDD）		
	ポリ塩化ジベンゾフラン（PCDF）		
	コプラナーPCB		

・その他

4 重金属や活性酸素による障害を防ぐための生体防御因子について、具体例をあげて説明できる（SBO65）

学習のポイント

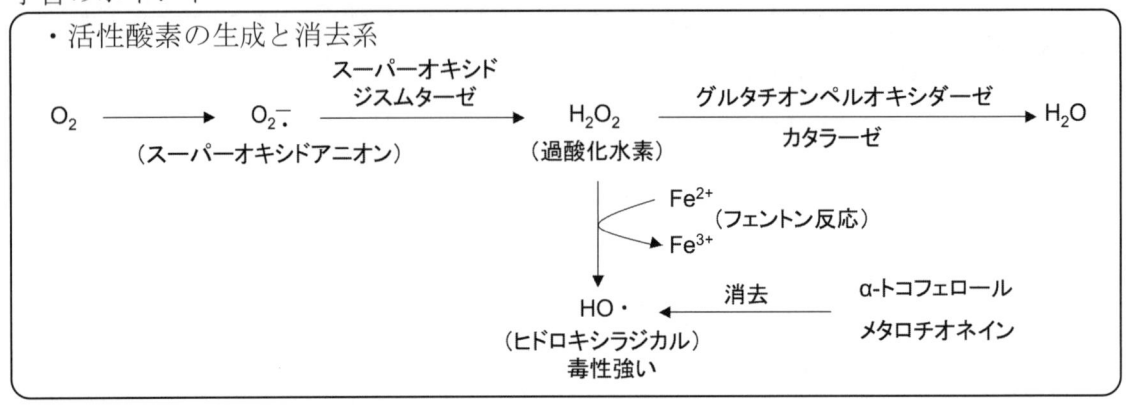

・活性酸素の生成と消去系

$$O_2 \longrightarrow O_2^{-\cdot} \xrightarrow{\text{スーパーオキシドジスムターゼ}} H_2O_2 \xrightarrow[\text{カタラーゼ}]{\text{グルタチオンペルオキシダーゼ}} H_2O$$

（スーパーオキシドアニオン）　　　　　（過酸化水素）

$H_2O_2 \xrightarrow{Fe^{2+} \to Fe^{3+}}$ （フェントン反応）

HO・ ← 消去 ― α-トコフェロール　メタロチオネイン
（ヒドロキシラジカル）
毒性強い

4-1 重金属毒性に対する防御因子

1) メタロチオネイン

2) その他

4-2 活性酸素に対する防御系

1) スーパーオキシドジスムターゼ（SOD）

2) カタラーゼ

3) グルタチオンペルオキシダーゼ（GPx）

4) グルタチオン

5) メタロチオネイン

5 毒性試験の結果を評価するのに必要な用量-反応関係、閾値、無毒性量（NOAEL）などについて概説できる（SBO66）

6 化学物質の安全摂取量（1日許容摂取量など）について説明できる（SBO67）

学習のポイント

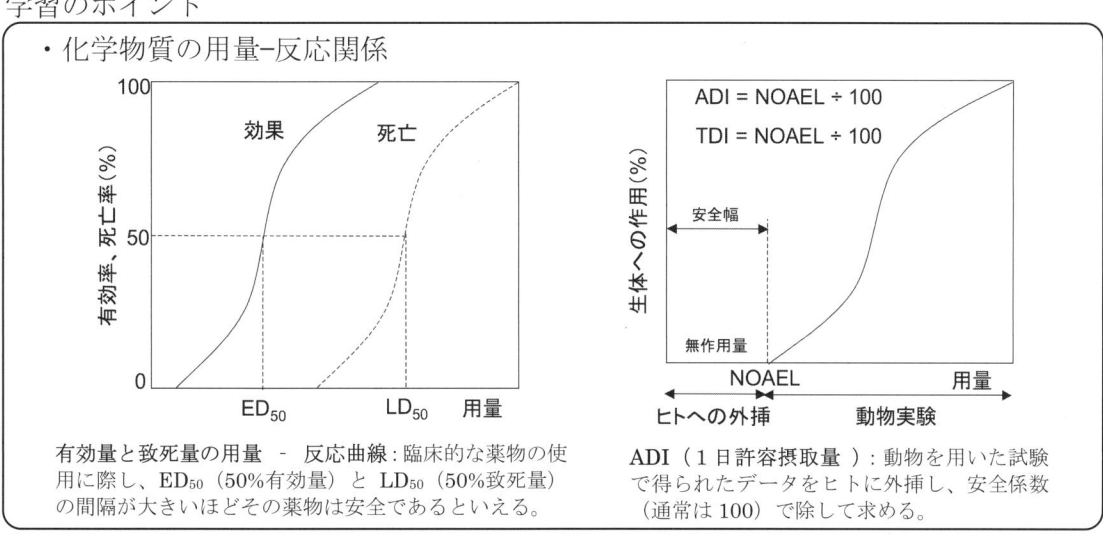

- 化学物質の用量-反応関係

有効量と致死量の用量 - 反応曲線：臨床的な薬物の使用に際し、ED₅₀（50%有効量）と LD₅₀（50%致死量）の間隔が大きいほどその薬物は安全であるといえる。

ADI（1日許容摂取量）：動物を用いた試験で得られたデータをヒトに外挿し、安全係数（通常は100）で除して求める。

5-1 用量 - 反応関係

1) 無影響量（NOEL、no-observed effect level）

2) 無毒性量（NOAEL、no-observed adverse effect level）

6-1 安全評価と規制基準

1) 一日許容摂取量（ADI、acceptable daily intake）

2) 耐容一日摂取量（TDI、tolerable daily intake）

3) 実質安全量（VSD、virtually safe dose）

7 有害化学物質による人体影響を防ぐための法的規制(化審法など)を説明できる
（SBO68）

学習のポイント

・化学物質の審査及び製造等の規制に関する法律（化審法）
　化審法は、①（　　　　　）性、②（　　　　　）性、③（　　　　　）性または（　　　　　）性を有する化学物質による環境汚染を防止するため、新規の化学物質がこれらの性質を有するかどうかを審査し、さらにこれらの性状を有する特定化学物質の製造、輸入、使用などについて必要な規制を行うことを目的としている。
・化審法による化学物質の分類
　　①第一種特定化学物質、②第二種特定化学物質、③第一種監視化学物質、
　　④第二種監視化学物質、⑤第三種監視化学物質
・化審法の対象：非意図的生成物は、化審法の規制対象にはならない。

7-1 化審法による化学物質の規制区分と規制内容

分類	判定基準としての化学物質の性状	該当する化学物質	規制
①第一種特定化学物質			
②第二種特定化学物質			
③第一種監視化学物質			
④第二種監視化学物質			
⑤第三種監視化学物質			

7-2 規制区分の判定基準として用いられる化学物質の評価法

1) 難分解性：
2) 高蓄積性：
3) 長期毒性：
4) 生態毒性：

8 内分泌撹乱化学物質（環境ホルモン）がヒトの健康に及ぼす影響を説明し、その予防策を提案する（SBO69）

学習のポイント

・内分泌撹乱化学物質の作用機序
　内分泌撹乱化学物質：動物の生体内に取り込まれた場合に、本来、その生体内で営まれている正常なホルモン作用に影響を与える外因性の物質

内分泌撹乱化学物質 ｛ ・エストロゲン類似作用　・抗アンドロゲン作用　・芳香族炭化水素（Ah）受容体を介した作用 ｝ ⇒ 正常なホルモン作用の撹乱

8-1 内分泌撹乱化学物質の種類と作用機構

1) ビスフェノールA、ノニルフェノール、DDT、PCB

2) DDE（DDTの脱塩化水素体）、ビンクロゾリン

3) ダイオキシン類

4) トリブチルスズ化合物

5) その他

〔基本問題〕
1) 次の語句を日本語で示せ。
　LD 50：[　　　　　　　]、ED 50：[　　　　　　　]、NOEL：[　　　　　　　　]、
　NOAEL：[　　　　　　　]、ADI：[　　　　　　　　]、VSD [　　　　　　　　]

2) 次の記述のうち、正しいものには○、誤っているものには×を [　] に入れよ。
① 化学物質の無毒性量（NOAEL）は、急性毒性試験から求める。　　　　　　　[　]
② クロム(6価)を含むミストを吸引すると鼻中隔穿孔が引き起こされる。　　　[　]
③ メチル水銀は中枢神経障害を引き起こす。　　　　　　　　　　　　　　　　[　]
④ 慢性カドミウム中毒として、腎障害が起こる。　　　　　　　　　　　　　　[　]
⑤ 無機ヒ素は、皮膚に色素沈着を引き起こす。　　　　　　　　　　　　　　　[　]
⑥ アスベストは、中皮腫を引き起こす。　　　　　　　　　　　　　　　　　　[　]
⑦ 四塩化炭素は、肝障害を引き起こす。　　　　　　　　　　　　　　　　　　[　]
⑧ パラコートは肺障害を起こす。　　　　　　　　　　　　　　　　　　　　　[　]
⑨ カドミウムは、メタロチオネインと結合するとその毒性が軽減される。　　　[　]
⑩ メタロチオネインは、活性酸素種を消去する。　　　　　　　　　　　　　　[　]
⑪ トリクロロエチレンは、第一種特定化学物質である。　　　　　　　　　　　[　]

〔応用問題〕
1) 1日許容摂取量（ADI）に関する記述のうち、正しいものには○、誤っているものには×を [　] に入れよ。(93回問96)
a　ヒトが毎日連続して一生涯摂取しても危険がないと考えられる1日当たりの摂取量のことである。　　　　　　　　　　　　　　　　　　　　　　　　　　　　[　]
b　動物実験で求めた最大無作用量と同じである。　　　　　　　　　　　　　[　]
c　農薬のADIは、生態系への影響を考慮して決められている。　　　　　　　[　]
d　食品添加物の使用基準は、ADIを考慮して決められる。　　　　　　　　　[　]

2) 化学物質による食品汚染に関する記述のうち、正しいものには○、誤っているものには×を [　] に入れよ。(89回問82)
a　鉛は、ヘム合成を阻害して貧血を起こすことがある。　　　　　　　　　　[　]
b　ジメチルニトロソアミンは、生体内でメチルカチオンを生成し、メルカチオンがDNAに結合する。　　　　　　　　　　　　　　　　　　　　　　　　　　　[　]
c　魚介類や海藻に含まれる有機ヒ素化合物は、無機ヒ素より毒性が強い。　　[　]
d　缶詰などのメッキ容器からのスズの溶出は、硝酸イオンが共存すると抑制される。
　　　　　　　　　　　　　　　　　　　　　　　　　　　　　　　　　　　[　]

第15章　化学物質による中毒と処置

1　代表的な中毒原因物質の解毒処置法を説明できる（SBO70）
　　（SBO71 は省略する）

学習のポイント
- 中毒原因物質とその解毒処置法
　解毒剤による処置法
　その他の処置法
　　　体表面の洗浄、催吐、胃洗浄、腸洗浄、吸収阻止、
　　　体外への排泄（強制利尿、腹膜透析、血液洗浄など）

解毒剤	中毒原因物質	備考（解毒機序等）
BAL（ジメルカプロール）	水銀、ヒ素、鉛、銅（カドミウム、セレン、鉄には使えない）	ジメルカプロールの2つのSH基と水銀やヒ素などが錯体を形成する。
D-ペニシラミン		
EDTA（エデト酸、エチレンジアミン四酢酸）		
デフェロキサミン		
2-PAM（ヨウ化プラリドキシム）		
硫酸アトロピン		
チオ硫酸ナトリウム水和物		
亜硝酸ナトリウム		
亜硝酸アミル		
エタノール		

〔基本問題〕
1)〔　〕に適切な語句を記入せよ。
① チオ硫酸ナトリウム水和物は、シアン化物イオンを低毒性の〔　　　　　　　〕に変換する。
② 2－PAM は、有機リン系農薬と〔　　　　　　　〕のリン酸エステル結合を切る。
③ EDTA は、水銀、ヒ素、鉛、銅、亜鉛、鉄、〔　　　　　　　〕などの解毒に用いられる。
④ D－ペニシラミンは、水銀と安定な〔　　　　　　　〕を形成して排泄する。
⑤ デフェロキサミンは、〔　　　　　　　〕とキレートを形成して排泄する。

2) 次の記述のうち、正しいものには〇、誤っているものには×を〔　〕に入れよ。
① チオ硫酸ナトリウム水和物は、シアン化合物の解毒に用いられる。　　〔　〕
② 亜硝酸アミルは、シアン及びシアン化合物の解毒に用いられる。　　〔　〕
③ D－ペニシラミンは、水銀、銅の解毒に用いられる。　　〔　〕
④ 2－PAM は、カルバメート系農薬の解毒に用いられる。　　〔　〕
⑤ BAL は、カドミウムの解毒に用いられる。　　〔　〕

〔応用問題〕
1) 中毒原因物質とその解毒剤の対応について、正しいものには〇、誤っているものには×を〔　〕に入れよ。(90 回問 94)
　a　シアン化ナトリウム ------------- 硝酸ナトリウム　　〔　〕
　b　亜ヒ酸 ------------------------ BAL（ジメルカプロール）　　〔　〕
　c　パラチオン -------------------- 2－PAM（ヨウ化プラリドキシム）　　〔　〕

2) 農薬中毒の治療に関する記述について、正しいものには〇、誤っているものには×を〔　〕に入れよ。(87 回問 79)
　a　亜硝酸アミルは、有機塩素系殺虫剤中毒の治療に用いられる。　　〔　〕
　b　2－PAM は、アセチルコリンエステラーゼと結合した有機リン系殺虫剤の遊離を促進し、解毒作用を発揮する。　　〔　〕
　c　パラコート中毒では、酸素吸入処置が有効である。　　〔　〕

第16章　電離放射線の生体への影響

1. ヒトに影響を与える電離放射線の種類を列挙できる（SBO72）
2. 電離放射線被曝における線量と生体損傷の関係を体外被曝と体内被曝に分けて説明できる（SBO73）
3. 電離放射線および放射性核種の標的臓器・組織をあげ、その感受性の差異を説明できる（SBO74）

学習のポイント

$$
電離放射線 \begin{cases} 粒子線 \begin{cases} 荷電粒子線：\alpha 線、\beta^- 線、\beta^+ 線、重粒子線など \\ 非荷電粒子線：中性子線 \end{cases} \\ 電磁波：X 線、\gamma 線 \end{cases}
$$

1-1 電離放射線の種類

	本体・スペクトル	物質相互作用	透過力	放出各種
α線				
β⁻線				
β⁺線				
γ線				
X線				

2-1 等価線量と実効線量

1) 等価線量

2) 実効線量

2-2 被曝
1) 体内被曝の生体効果：物質相互作用の大きい放射線が危険

2) 体外被曝の生体効果：透過力の大きい放射線が危険

2-3 放射線の生体影響
1) 身体的影響
 a) 急性影響

 b) 晩発影響

2) 遺伝的影響

3-1 放射線の感受性組織
  細胞分裂が盛んであるほど、また未分化な組織ほど感受性が高い。
1) 高感受性組織：

2) 中感受性組織：

3) 低感受性組織：

3-2 有効半減期

3-3 食品汚染の対象各種

3-4 放射性核種

各種	特徴（放出放射線、半減期、天然・人工、集積性など）
^{3}H	
^{14}C	
^{32}P	
^{40}K	
^{60}Co	
^{90}Sr	
^{99m}Tc	
^{123}I	
^{125}I	
^{131}I	
^{137}Cs	
^{226}Ra	
^{222}Rn	

4 電離放射線の生体影響に変化を及ぼす因子（酸素効果など）について説明できる（SBO75）
5 電離放射線を防御する方法について概説できる（SBO76）
6 電離放射線の医療への応用について概説できる（SBO77）

学習のポイント
- 生体影響に変化を及ぼす因子
- 放射線防護（国際放射線防護委員会勧告）
- 医療への応用
    - 診断：X線診断、X線CT、核医学診断
    - 治療：癌治療
    - その他：輸血血液への放射線照射、医療器具の滅菌、食品の変質防止

4-1 生体影響に変化を及ぼす因子

5-1 被曝に対する防護

1) 体外被曝に対する防護

2) 体内被曝に対する防護

6-1 医療への応用

1) 診断

2) 癌治療

3) その他

〔基本問題〕
1) [　]に適切な語句を記入せよ。
① 等価線量の単位は[　　　　　]である。
② 放射線荷重係数は、α線よりγ線の方が[　　　　]。
③ 放射線の人体への影響は、[　　　　　]の盛んな組織で大きい。
④ [　　　　　　]は、しきい線量が存在しない。
⑤ 生殖腺は、放射線感受性が[　　　　]。

2) 次の記述のうち、正しいものには○、誤っているものには×を[　]に入れよ。
① α線放出各種の人体への影響は、体外被曝よりも体内被曝による方が大きい。　[　]
② 電離放射線のα、β、γ線の中で、生体の透過力が最も強いのはα線である。　[　]
③ ^{14}Cは、ヒトの体内には存在しない。　[　]
④ ^{131}Iは、壊変によりγ線のほかにβ線も放出する。　[　]
⑤ 放射線に対する感受性は、骨髄＞皮膚＞脂肪組織の順である。　[　]

〔応用問題〕
1) 放射性物質に関する記述について、正しいものには○、誤っているものには×を[　]に入れよ。(89回問80)
a ジャガイモの発芽防止の目的で、^{90}Srのβ線照射が利用される。　[　]
b 原子力発電所の事故で飛散した^{131}Iは、畜産食品の汚染原因となることがある。　[　]
c ^{137}Csは消化管から吸収され、骨に沈着する。　[　]

2) 放射性核種に関する記述のうち、正しいものには○、誤っているものには×を[　]に入れよ。(91回問88)
a 食品中に含まれる^{40}Kは、核分裂に由来する。　[　]
b 自然環境中での^{222}Rnによる体内被曝は、呼吸に由来する。　[　]
c ^{131}Iは、甲状腺に蓄積する。　[　]
d ^{90}Srは、筋肉に蓄積する。　[　]

第17章　非電離放射線の生体への影響

1. 非電離放射線の種類を列挙できる（SBO78）
2. 紫外線の種類を列挙し、その特徴と生体に及ぼす影響について説明できる（SBO79）
3. 赤外線の種類を列挙し、その特徴と生体に及ぼす影響について説明できる（SBO80）

学習のポイント

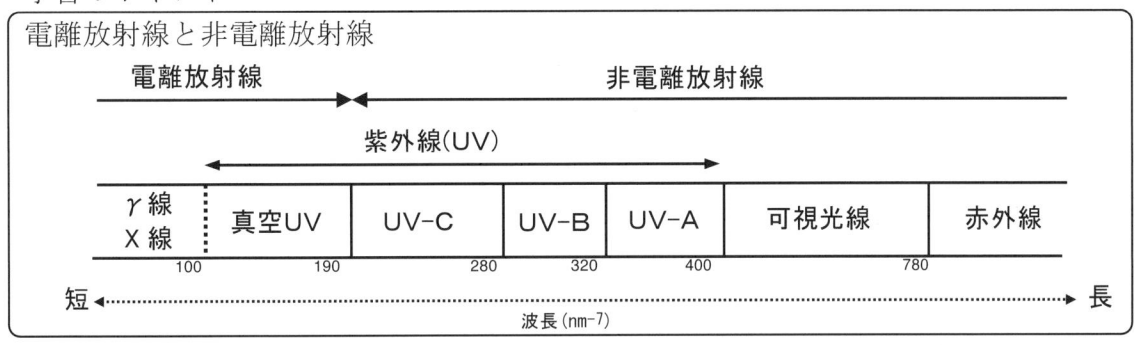

電離放射線と非電離放射線

γ線 X線	真空UV	UV-C	UV-B	UV-A	可視光線	赤外線
100	190	280	320	400	780	

紫外線(UV)：真空UV〜UV-A
短　←　波長(nm-7)　→　長

1-1 非電離放射線の種類

2-1 紫外線の種類とその生体影響
1) UV-A：

2) UV-B：

3) UV-C：

3-1 赤外線の種類とその生体影響
1) 作用：

紫外線と赤外線の比較
1) 波長：

2) 皮膚透過性：

〔基本問題〕
1) 以下の(　)に不等号を記入せよ。
　　皮膚透過力：紫外線（　　）赤外線
　　皮膚透過力：UV-A　（　　）UV-B（　　）UV-C

2) 次の記述のうち、正しいものには○、誤っているものには×を［　］に入れよ。
① 波長290 nm以下の紫外線は、成層圏のオゾン層でほとんど吸収される。　　［　］
② 紫外線のUV-Aは、UV-Bに比べ光エネルギーが大きく生物への傷害性が高い。
　　［　］
③ 260nm付近の紫外線は、DNA中にチミンダイマーを生成させる。　　　　　　［　］
④ 紫外線は眼に角膜炎や結膜炎をひきおこす。　　　　　　　　　　　　　　［　］
⑤ 赤外線の反復曝露は、白内障を生じることがある。　　　　　　　　　　　［　］
⑥ 赤外線は、温感を与える。　　　　　　　　　　　　　　　　　　　　　　［　］
⑦ 赤外線は紫外線に比べメラニン色素沈着作用が強い。　　　　　　　　　　［　］

〔応用問題〕
1) 人体に対する光の影響に関する記述のうち、正しいものには○、誤っているものには×を［　］に入れよ。(89回問92)
a　紫外線の過剰曝露は、角膜や結膜に急性炎症を引き起こす。　　　　　　　［　］
b　日光照射による皮膚の紅斑形成と色素沈着は、おもに赤外線の作用による。［　］
c　紫外線は、皮膚におけるプロビタミンD_3の水酸化反応を促進する。　　　　［　］
d　皮膚に塗布された薬物の光化学反応により、光過敏性皮膚炎を起こす場合がある。
　　［　］
2) 紫外線（UV-A：315〜400nm、UV-B：280〜315nm、UV-C：280nm以下、WHOの定義による）に関する記述のうち、正しいものには○、誤っているものには×を［　］に入れよ。(87回問91)
a　UV-AはUV-Cに比べて、皮膚の深部まで透過しやすい。　　　　　　　　［　］
b　UV-AはUV-Cに比べて、オゾン層で吸収されやすい。　　　　　　　　　［　］
c　UV-BはUV-Cに比べて、殺菌作用が強い。　　　　　　　　　　　　　　　［　］
d　UV-Bは、皮膚でのビタミンD_3の合成を促進する。　　　　　　　　　　　［　］

第18章　地球環境と生態系

1. 地球環境の成り立ちについて概説できる（SBO81）
2. 生態系の構成員を列挙し、その特徴と相互関係を説明できる（SBO82）
　（SBO83は省略する）

学習のポイント
- 地球環境の構成要因
- 生態系の構成要因とエネルギー源
- 生態系の一員である生物圏における構成員とそれらの特徴

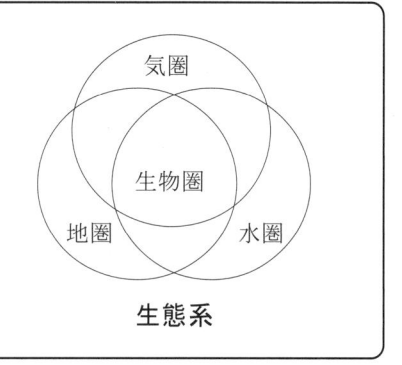

（図：気圏・地圏・水圏が重なり中央に生物圏がある　生態系）

1-1 地球環境の構成要因とそれぞれの構成要素

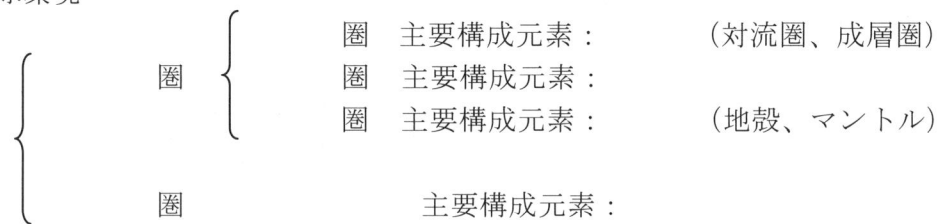

地球環境
- 　　圏
  - 　　圏　主要構成元素：　　　　　（対流圏、成層圏）
  - 　　圏　主要構成元素：
  - 　　圏　主要構成元素：　　　　　（地殻、マントル）
- 　　圏　　　　主要構成元素：

上記要素が集まって 生態系 を構成している。

2-1 生態系における生物圏の構成因子と栄養物質（エネルギー）の流れを⇒で示す

生態系のエネルギーの起源：
生物圏の構成因子と生物ピラミッド　→　SBO85,86 へ

a) 生産者：
b) 消費者：
c) 分解者：

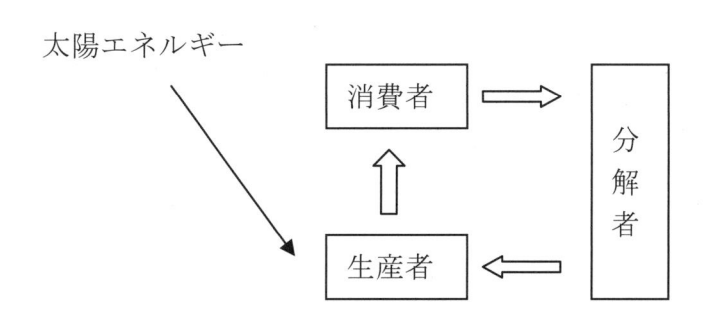

（図：太陽エネルギー→生産者、生産者→消費者、消費者→分解者、分解者→生産者）

3　地球規模の環境問題の成因、ヒトに与える影響について説明できる（SBO84）

学習のポイント

> 主な地球規模の環境問題とそれらがヒトや生態系に与える影響
> 　1）オゾン層の破壊
> 　2）地球の温暖化
> 　3）酸性雨
> 　4）熱帯林の減少
> 　5）砂漠化
> 　6）開発途上国の公害問題
> 　7）野生生物腫の減少
> 　8）海洋汚染
> 　9）有害廃棄物の越境移動

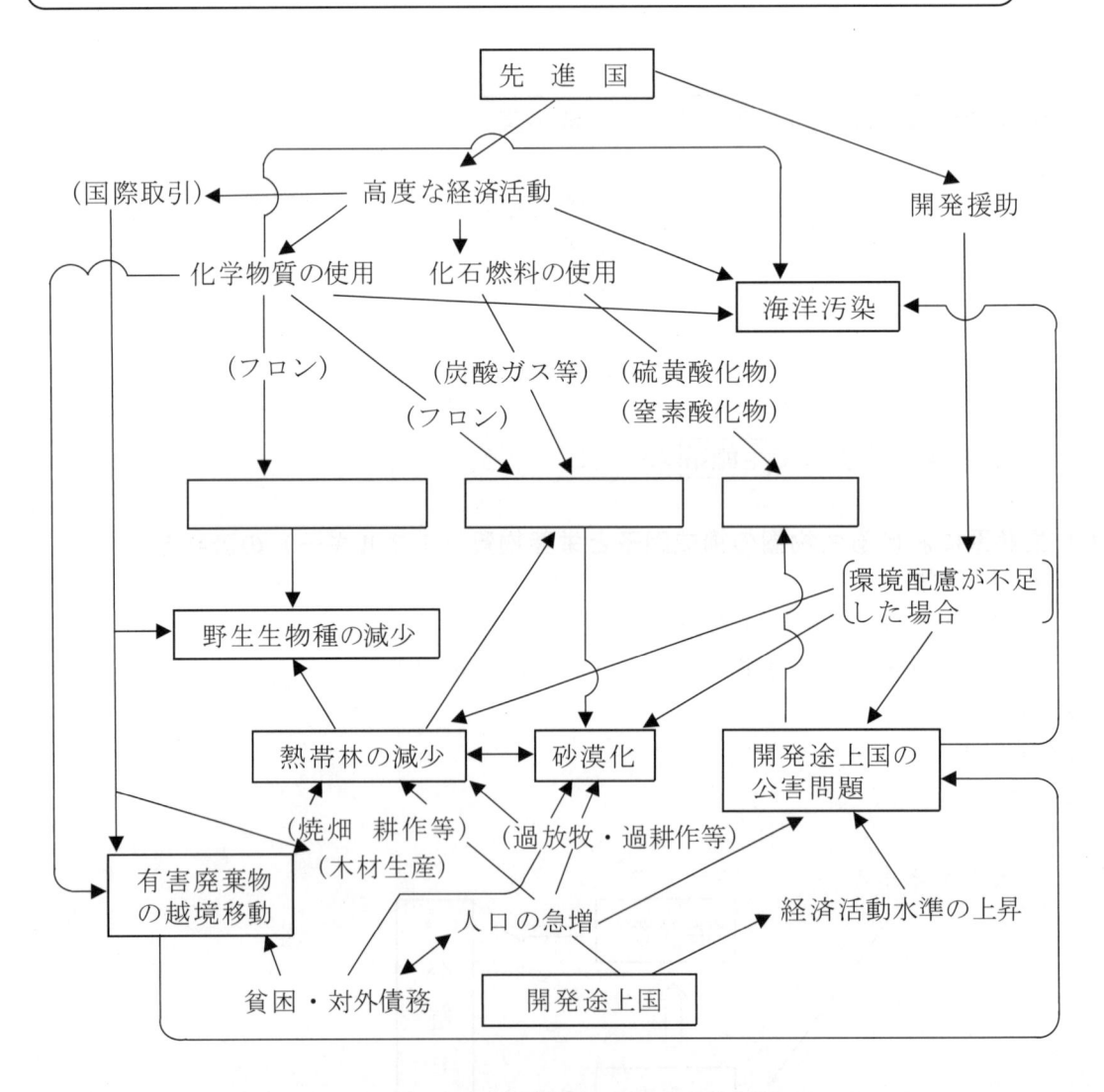

出典：環境白書平成2年版（環境省）

4 食物連鎖を介した化学物質の生物濃縮について具体例をあげて説明できる（SBO85）
5 化学物質の環境内動態とヒトの健康への影響について例をあげて説明できる（SBO86）

（注）環境中に存在するおもな放射性核種（天然、人工）をあげ、ヒトの健康への影響について説明できる（SBO87）については、第16章 電離放射線の生体への影響を参照のこと。

学習のポイント

1）化学物質の生物濃縮に関与する因子
　・食物連鎖と生態系ピラミッド
　・脂溶性
2）1がヒトの健康に大きく関与 ⟶ 化学物質の環境内動態

4-1 生態系における食物連鎖と個体数の関係
具体例：

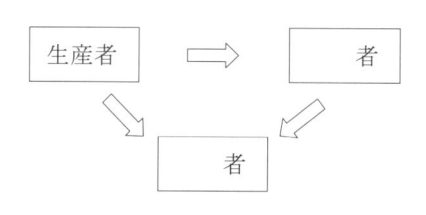

生産者 ⇒ 　　者
　　　↘　　↙
　　　　者

生態系における栄養物質の流れ

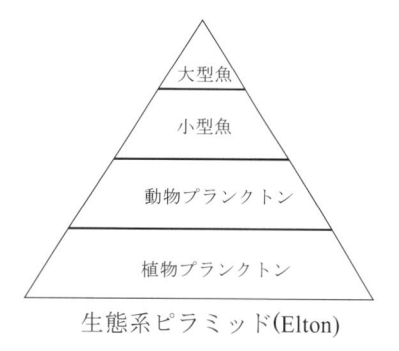

生態系ピラミッド（Elton）
- 大型魚
- 小型魚
- 動物プランクトン
- 植物プランクトン

5-1 化学物質の環境内動態とヒトの健康への影響
具体例

1) 水銀：

2) ヒ素：

3) ＰＣＢ：

〔基本問題〕
次の記述のうち、正しいものには○、誤っているものには×を[ ]に入れよ。
① 地球環境を構成している気圏、地圏、水圏、生物圏のうち、気圏以外では重量比の最も大きい元素は酸素である。 [ ]
② 生態系とは、生物集団とそのまわりの非生物環境が相互に関係しあって、物質とエネルギーの流れを形成する系（システム）のことである。 [ ]
③ 生態系のエネルギーは、ほとんど太陽エネルギーに依存している。 [ ]
④ 生態系における栄養物質の流れは、一般に生産者、消費者、分解者の順に進行する。 [ ]
⑤ オゾン層は、290nm以下の波長の紫外線の大部分を透過させる。 [ ]
⑥ フロンによるオゾンの分解には、フロン中のフッ素原子が主な役割を果している。 [ ]
⑦ 二酸化炭素は、地球温暖化に対する寄与率が最も大きいとされている。 [ ]
⑧ 酸性雨による被害は、工業都市周辺に限られる。 [ ]
⑨ メタンの地球温暖化ポテンシャルは、二酸化炭素に比べて高い。 [ ]
⑩ 温室効果を持つガスは、赤外線を吸収する。 [ ]
⑪ 森林破壊は、大気中二酸化炭素増加要因の一つである。 [ ]
⑫ 食物連鎖の上位に進むに従って、個体数は増加する。 [ ]
⑬ 無機水銀は、環境中の微生物の働きによりメチル水銀になる。 [ ]
⑭ アルキルベンゼンスルホン酸塩は、側鎖が直鎖型より分岐型の方が生分解を受けやすい。 [ ]
⑮ 微生物を用いた環境修復を、バイオレメディエーションという。 [ ]

〔応用問題〕
次の記述のうち、正しいものには○、誤っているものには×を[ ]に入れよ。
① 二酸化炭素、アルゴン、オゾンのうち、自然大気中の濃度が最も高い成分は二酸化炭素である。（89回問83） [ ]
② 植物プランクトンは生産者であり、動物プランクトンは消費者である。（84回問82、88回問81） [ ]
③ 環境中の微生物は、独立栄養生物である。（91回問89） [ ]
④ 地球上の植物の生物体量（バイオマス）は、陸地より海洋の方が多い。（89回問83） [ ]
⑤ 水生生物における生物濃縮の経路には、直接濃縮と食物連鎖による間接濃縮がある。（83回問82、87回問83） [ ]
⑥ オゾン層では、フロンガスが無くてもオゾンの分解が起こっている。（85回問88） [ ]
⑦ ノニルフェノールポリオキシレートは、生分解を受けて内分泌かく乱作用を示す物質を生じる場合がある。（89回問84） [ ]

第19章 水環境

1 原水の種類をあげ、特徴を説明できる（SBO88）

学習のポイント

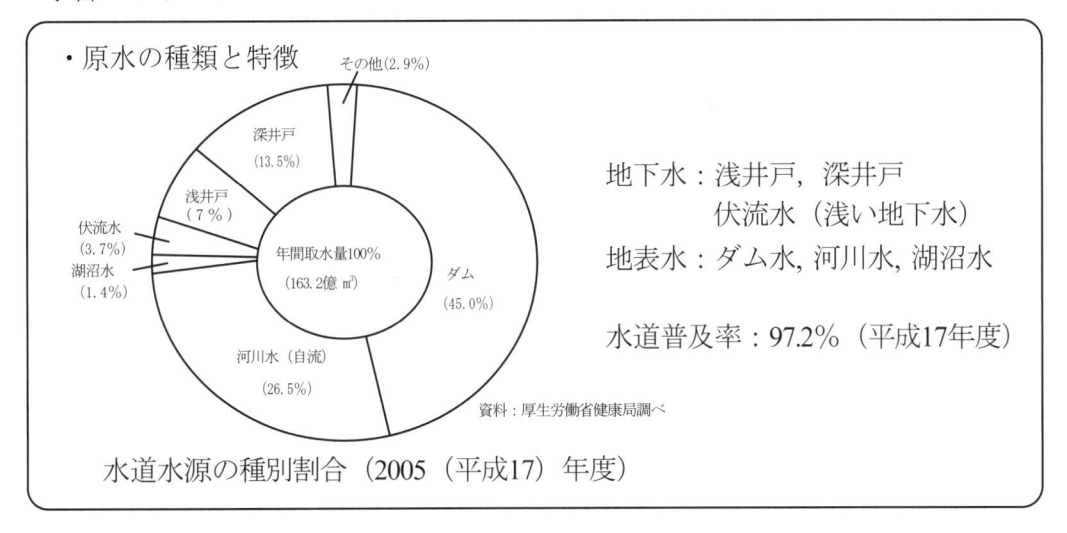

- 原水の種類と特徴

  （円グラフ）
  年間取水量100%（163.2億 m³）
  - ダム（45.0%）
  - 河川水（自流）（26.5%）
  - 深井戸（13.5%）
  - 浅井戸（7%）
  - 伏流水（3.7%）
  - 湖沼水（1.4%）
  - その他（2.9%）

  資料：厚生労働省健康局調べ

  水道水源の種別割合（2005（平成17）年度）

  地下水：浅井戸，深井戸
  　　　　伏流水（浅い地下水）
  地表水：ダム水，河川水，湖沼水

  水道普及率：97.2%（平成17年度）

1-1 原水の特徴

1) 地下水の特徴：

2) 地表水の特徴：

1-2 水道水普及率

2　水の浄化法について説明できる（SBO89）
3　水の塩素処理の原理と問題点について説明できる（SBO90）

学習のポイント

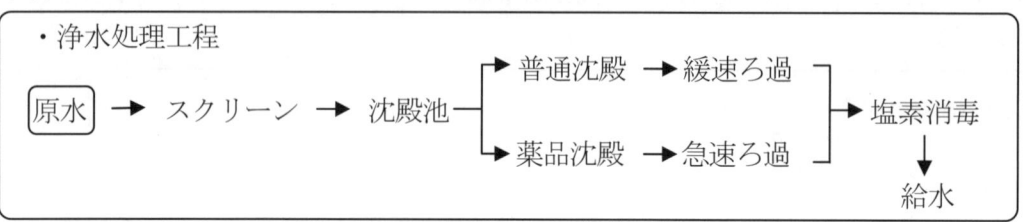

・浄水処理工程

原水 → スクリーン → 沈殿池 ─┬→ 普通沈殿 → 緩速ろ過 ─┐
　　　　　　　　　　　　　　└→ 薬品沈殿 → 急速ろ過 ─┴→ 塩素消毒
　　　　　　　　　　　　　　　　　　　　　　　　　　　　　↓
　　　　　　　　　　　　　　　　　　　　　　　　　　　　　給水

2-1　水の浄化法
1) 沈殿
　a) 普通沈殿：

　b) 薬品凝集沈殿：

2) ろ過
　a) 緩速ろ過法：

　b) 急速ろ過法：

3) 消毒

4) その他の浄化法

3-1　塩素処理の原理
　a) 遊離残留塩素と結合残留塩素

　b) 塩素消費量と塩素要求量

3-2　塩素処理の問題点
1) クロロフェノール

2) トリハロメタン

3) クリプトスポリジウム

3-3　水道水の問題点
1) ジェオスミン、2-メチルイソボルネオール

2) ミクロシスチン

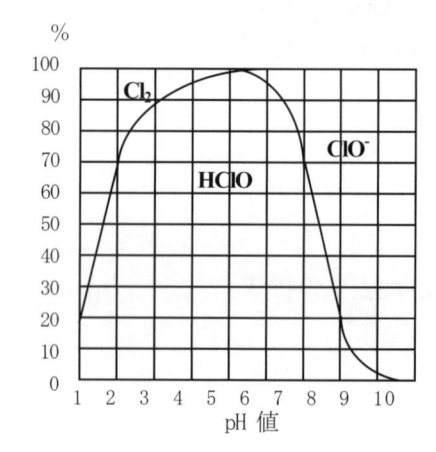

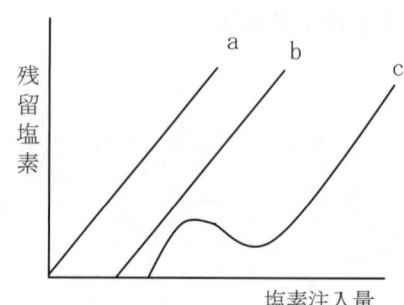

第 19 章 水環境　137

4 水道水の水質基準のおもな項目を列挙し、測定できる（SBO91）

学習のポイント

・水道水の水質基準
　　健康に関する基準
　　性状に関する基準

4-1 水道水の水質基準

1) 健康に関する基準

健康に関する項目（31項目中4項目）平成20年4月1日より塩素酸が追加された。

項目	要点
一般細菌	
大腸菌	
硝酸態窒素および亜硝酸態窒素	
総トリハロメタン	

2) 性状に関する基準

性状に関する項目（20項目中5項目）

項目	要点
亜鉛およびその化合物	
カルシウム、マグネシウム等（硬度）	
ジェオスミン	
2-メチルイソボルネオール	
有機物（全有機炭素の量）	

4-2 水道水の試験法

1) 一般細菌

2) 大腸菌

3) 全有機炭素（TOC）

4) 硝酸態窒素および亜硝酸態窒素

5) アンモニア性窒素

6) 塩化物イオン

7) シアン化合物および塩化シアン

8) 硬度

9) 残留塩素

5　下水処理および排水処理のおもな方法について説明できる（SBO92）
学習のポイント
・下水道普及率
・下水処理工程
・産業排水処理

5-1 下水道普及率

5-2 下水処理の方法
1) 一次処理
　a) 沈砂池：

　b) 最初沈殿池：

2) 二次処理
　a) 活性汚泥法：

　b) 生物膜法
　　・散水ろ床法：

　　・回転円板法：

　c) 酸化池法

　d) 嫌気性生物処理法（汚泥消化法）

3) 三次処理(高度処理)
　a) 有機物除去

　b) 脱窒（窒素除去）

　c) 脱リン（リン除去）

5-3 産業排水処理

1) 重金属

2) 六価クロム

3) ヒ素化合物

4) フッ素

5) シアン

6) PCB

7) 低沸点有機塩素化合物

6 水質汚濁のおもな指標を水域ごとに列挙し、その意味を説明できる（SBO93）

学習のポイント

各公共用水域における生活環境の保全に関する環境基準項目

公共水域	pH	COD	BOD	SS	DO	大腸菌群数
河川	○	×	○	○	○	○
湖沼	○	○	×	○	○	○
海域	○	○	×	×	○	○

公共水域	n-ヘキサン抽出物質	全窒素	全リン	全亜鉛
河川	×	×	×	○
湖沼	×	○	○	○
海域	○	○	○	○

○：基準が設定されている．　×：基準が設定されていない．

6-1 水質汚濁の主な指標の意味

1) 水素イオン濃度（pH）

2) 浮遊物質量（SS）

3) 溶存酸素（DO）

4) 生物化学酸素要求量（BOD）

5) 化学的酸素要求量（COD）

6) n-ヘキサン抽出物質

7) 大腸菌群数

8) 全リンと全窒素

9) 全亜鉛

7 DO、BOD、COD を測定できる（技能）（SBO94）

学習のポイント

> 水質汚濁指標である DO, BOD, COD の測定
> ・DO
> ・BOD
> ・COD

7-1 DO（ウインクラー法）

1) 測定原理

2) 試験操作

7-2 BOD

1) 測定原理

2) 試験操作

7-3 COD

・二クロム酸法

1) 測定原理

2) 試験操作

・アルカリ性過マンガン酸法

1) 測定原理

2) 試験操作

・酸性高温過マンガン酸法

1) 測定原理

2) 試験操作

8 富栄養化の原因とそれによってもたらされる問題点をあげ、対策を説明できる（SBO95）

学習のポイント

> 富栄養化について
> ・原因
> ・問題点
> ・防止対策

8-1 富栄養化の原因

8-2 富栄養化によってもたらされる問題点

8-3 富栄養化の防止対策

〔基本問題〕
次の記述にのうち、正しいものには○、誤っているものには×を［　］に入れよ。
① 水道水源として最も多く用いられているのは湖沼水である。　　　　［　］
② 水の浄化法として用いる急速ろ過法では、砂層の表面に生物ろ過膜ができ、これによって有機物の酸化分解、吸着が行われる。　　　　［　］
③ 塩素の殺菌力はオゾンより大きい。　　　　［　］
④ 亜硝酸性窒素を含む水では塩素注入量に対する残留塩素量の変動に"不連続点"が認められる。　　　　［　］
⑤ 塩素を消費する物質や結合残留塩素を生ずるような物質を含まない水の場合は、塩素要求量と塩素消費量は同じとなる。　　　　［　］
⑥ 水道水中の大腸菌の測定は特定酵素基質培地法で行う。　　　　［　］
⑦ 下水の処理において、活性汚泥は好気性細菌、真菌、線虫類等から構成されている。
　　　　［　］
⑧ 河川に有機物が流入すると浄化作用により酸素が消費され、DOの値は低下する。
　　　　［　］
⑨ 亜硝酸塩等の無機性還元物質を多く含んだ工場排水では、瞬時（15分）に酸素を消費する場合があり、BODと区別する。　　　　［　］
⑩ 富栄養化の防止対策の一つとして下水道の整備が挙げられる。　　　　［　］

〔応用問題〕
① 水に塩素を注入していくと、残留塩素濃度が低下する場合がある。（87回問84）
　　　　［　］
② クリプトスポリジウムは、通常の塩素消毒で死滅する。（85回問83）　　［　］
③ 水道水の水質基準について、蒸発残留物はTOC値として基準値が設定されている。
　（92回問93）　　　　［　］
④ COD値は、測定に用いる酸化剤の種類と測定条件により異なる。（92回問95）
　　　　［　］
⑤ 溶存酸素（DO）の化学的定量法（ウインクラー法）では、酸素の固定に硫酸マンガンが用いられる。（88回問90）　　　　［　］
⑥ 汚濁の進行した河川では、好気性微生物によりCH_4やH_2Sが生成される。
　（84回問86）　　　　［　］
⑦ n-ヘキサン抽出物質量は、海域の油汚染の指標となる。（86回問83）　　［　］
⑧ 浮遊物質（SS）には、動植物プランクトンやその死骸も含まれる。（88回問90）
　　　　［　］
⑨ 富栄養化が進んだ水域では、動物性プランクトンが著しく増殖している。（86回問83）　　　　［　］
⑩ 非イオン界面活性剤による湖沼の汚染は、アオコの発生原因である。
　（89回問84）　　　　［　］

第20章　大気環境

1. 空気の成分を説明できる（SBO96）
2. おもな大気汚染物質を列挙し、その推移と発生源について説明できる（SBO97）
3. おもな大気汚染物質の濃度を測定し、健康影響について説明できる（SBO98）
4. 大気汚染に影響する気象因子（逆転層など）を概説できる（SBO99）

学習のポイント

- 空気の成分

    窒素、酸素、アルゴン、二酸化炭素

- 大気汚染物質と発生原因

主な大気汚染物質
硫黄酸化物：SO_x（二酸化硫黄：SO_2）
窒素酸化物：NO_x（二酸化窒素：NO_2）
一酸化炭素：CO
光化学オキシダント（オゾン、PAN）
浮遊粒子状物質（浮遊粉じん）

1-1 空気成分

空気：窒素　　　％、酸素　　　％、アルゴン　　　％、二酸化炭素　　　％

2-1 大気汚染物質の発生

1) 一次汚染物質：

2) 二次汚染物質：

3) 固定発生源：
4) 移動発生源：

2-2 大気の汚染に係る環境基準

基準項目：　①　　　　　　②　　　　　　③

④　　　　　⑤　　　　　⑥　　　　　⑦

⑧　　　　　⑨　　　　　⑩

3-1 代表的な大気汚染物質

	影響	主要発生源	現況	測定法
硫黄酸化物				
窒素酸化物				
一酸化炭素				
光化学オキシダント				
浮遊粒子状物質				

4-1 逆転層

大気：100 m 上昇 → 約　　　℃低下　　　　　大気の比重：　暖　　冷

図の◯の中に**暖**又は**冷**を記入せよ

●大気：
　汚染物質：

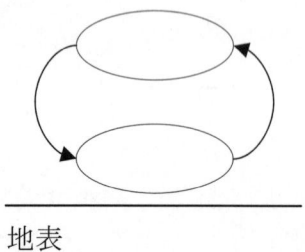

●逆転層大気：
　汚染物質：

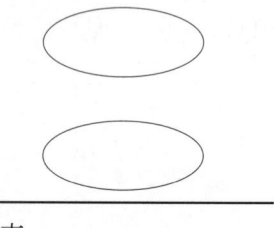

地表　　　　　　　　　　　　　　　　　　地表

〔基本問題〕
1) 二酸化炭素、酸素、窒素、アルゴンを空気の容積比の多い順に記入せよ。
　（　　　　　）＞（　　　　　）＞（　　　　　）＞（　　　　　）

2) 次の記述のうち、正しいものには○、誤っているものには×を〔　〕に入れよ。
① 窒素酸化物は光化学オキシダントの原因物質の1つである。　　　　　〔　〕
② 我が国の二酸化硫黄の主な発生源はガソリンエンジンの自動車である。　〔　〕
③ 一酸化炭素のヘモグロビンに対する親和性は、一酸化窒素より高い。　〔　〕
④ 硫黄酸化物及び窒素酸化物は、いずれも酸性雨の原因物質となっている。〔　〕
⑤ PM2.5とはディーゼル排気などに含まれる粒径 2.5 μm 以下の微小粒子状物質のことである。　　　　　　　　　　　　　　　　　　　　　　　　　　　〔　〕
⑥ 逆転層が形成されると、地表に沿って大気汚染物質が停滞する。　　　〔　〕
⑦ 有効煙突高さとは、逆転層の上に排煙を核酸させるために必要な煙突の高さである。
　　　　　　　　　　　　　　　　　　　　　　　　　　　　　　　　　〔　〕

〔応用問題〕
1) 自動車交通量の多い特定地域における自動車からの排出量が総量削減の対象となっている大気汚染物質に○、そうでないものには×を〔　〕に入れよ。（92回問100）
a　一酸化炭素　　　　　　　　　　　　　　　　　　　　　　　　　　〔　〕
b　硫黄酸化物　　　　　　　　　　　　　　　　　　　　　　　　　　〔　〕
c　窒素酸化物　　　　　　　　　　　　　　　　　　　　　　　　　　〔　〕
d　アセトアルデヒド　　　　　　　　　　　　　　　　　　　　　　　〔　〕
e　粒子状物質　　　　　　　　　　　　　　　　　　　　　　　　　　〔　〕

2) 大気汚染物質の測定法に関する記述のうち、正しいものには○、誤っているものには×を〔　〕に入れよ。（91回問96）
a　硫黄酸化物の測定に用いる溶液導電率法では、過マンガン酸カリウム溶液に試料空気を通じて、その導電率の上昇を測定する。　　　　　　　　　　　　〔　〕
b　ザルツマン法では、二酸化窒素を一酸化窒素に還元する必要がある。　〔　〕
c　オキシダント濃度は、試料空気を中性ヨウ化カリウム溶液中に通じた際に生じる I_2 に由来する呈色物質（I_3^-）の吸光度を測定して求める。　　　　　　　　〔　〕
d　一酸化炭素の連続自動測定には、非分散型赤外線吸収装置が用いられる。
　　　　　　　　　　　　　　　　　　　　　　　　　　　　　　　　　〔　〕

第21章　室内環境

1. 室内環境を評価するための代表的な指標を列挙し、測定できる（SBO100）
2. 室内環境と健康との関係について説明できる（SBO101）
3. 室内環境の保全のために配慮すべき事項について説明できる（SBO102）
4. シックハウス症候群について概説できる（SBO103）

学習のポイント

- 室内環境の指標
    - 気象条件：
    - 汚染条件：
- シックハウス症候群とその原因物質
    - ホルムアルデヒド、パラジクロロベンゼン、トルエン、キシレンなど
        ……揮発性有機化合物（VOC）

1-1 室内気象条件

1) 気温と気湿

　　　　［　　　　　　　　　　　　　　　　　　］による測定

　　　　利　点：

　　　　絶対湿度：

　　　　相対湿度：

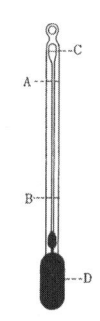

2) カタ冷却力

　　　　定義：

　　　　　　乾カタ冷却力…

　　　　　　湿カタ冷却力…

　　　　カタ温度計による測定

　　　　カタ冷却力 $H = f/T$

　　　　f：

　　　　T：

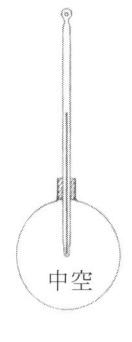

3) 熱輻射

　　　　定義：

　　　　［　　　　　　　　　　　　　　］による測定

4) 気動：

　　　　定義：

　　　　単位：

　　　　方向不定で弱い［　　　　　　　　　　　　　　］による測定

5) 感覚温度：

  定義：

  温度感は[   ]の三因子に依存

  測定に必要な値 ①   ②   ③
  ⟶[   ]から読み取る

2-1 換気
換気の重要性
 在郷軍人病：
 シックハウス症候群：
  原因物質（揮発性有機化合物）…

換気量：

換気回数：

 （式）

3-1 騒音
 暗騒音：

 測定：音圧レベル…単位
   加重等価騒音レベル（WECPNL）…
 騒音防止対策：騒音規制法と環境基準

4-1 振動
  法的規制…
 測定：単位
   { 全身振動：
    局所振動：

5-1 悪臭
  法的規制…

  臭気指数：

 定義：

 対策：①
    ②

〔基本問題〕

1) 次の記述のうち、正しいものには〇、誤っているものには×を［　］に入れよ。

① アスマン通風湿度計により気温と気湿が測定できる。　　　　　　　［　］
② カタ冷却力のうち、乾カタ冷却力に関する因子は気温と輻射のみである。［　］
③ 室内の汚染物質を基準濃度以下にするための換気量を、必要換気量という。
　　　　　　　　　　　　　　　　　　　　　　　　　　　　　　　　［　］
④ 喫煙は、ホルムアルデヒドの発生源の1つである。　　　　　　　　［　］
⑤ 家ダニの糞は、アトピー性皮膚炎の原因とはならない。　　　　　　［　］
⑥ レジオネラ属の細菌に汚染されたエアロゾルを吸入すると、肺炎症状を引き起こすことがある。　　　　　　　　　　　　　　　　　　　　　　　　［　］
⑦ VOCとは、揮発性有機化合物のことである。　　　　　　　　　　　［　］

〔応用問題〕

1) 室内空気環境に関する記述のうち、正しいものには〇、誤っているものには×を［　］に入れよ。（90回問97）

a 室内空気の流動速度を表す気動は、カタ冷却力と気温から求める。　［　］
b 相対湿度は、「試料空気中の水蒸気濃度」を「20℃における飽和水蒸気濃度」で割った値に100を乗じたものである（単位はパーセント）。　　　　　　［　］
c 20度付近では、気温と気湿が同じ場合、気動が大きい部屋の方が感覚温度は高い。
　　　　　　　　　　　　　　　　　　　　　　　　　　　　　　　　［　］
d 室内の汚染物質を基準濃度以下にするための換気量を、必要換気量という。
　　　　　　　　　　　　　　　　　　　　　　　　　　　　　　　　［　］

2) シックハウス症候群の原因として注目され、室内空気汚染の指針値が示されているものには〇、示されていないものには×を［　］に入れよ。（91回問89改訂）

a アセトアルデヒド　　　　　　　　　　　　　　　　　　　　　　　［　］
b キシレン　　　　　　　　　　　　　　　　　　　　　　　　　　　［　］
c クロルピリホス　　　　　　　　　　　　　　　　　　　　　　　　［　］
d パラジクロロベンゼン　　　　　　　　　　　　　　　　　　　　　［　］
e ベンゼン　　　　　　　　　　　　　　　　　　　　　　　　　　　［　］
f ニトロベンゼン

第22章　廃棄物

1. 廃棄物の種類を列挙できる（SBO104）
2. 廃棄物処理の問題点を列挙し、その対策を説明できる（SBO105）
3. 医療廃棄物を安全に廃棄、処理する（SBO106）

学習のポイント

- 廃棄物の分類（廃棄物の処理及び清掃に関する法律）
  - 生活系廃棄物
    - 一般廃棄物
    - 特別管理一般廃棄物（感染性廃棄物など）
  - 事業系廃棄物
    - 一般廃棄物
    - 特別管理一般廃棄物（感染性廃棄物など）
    - 産業廃棄物
    - 特別管理産業廃棄物（感染性廃棄物など）
- 廃棄物処理責任
- 廃棄物処理の問題点と対策
- 医療系廃棄物の適正処理

1-1 廃棄物の分類と処理責任

1) 家庭から出る廃棄物（生活系廃棄物）の種類、排出量と処理責任

2) 工場や店舗から出る廃棄物（事業系廃棄物）の種類、排出量と処理責任

2-1 廃棄物処理の問題点と対策

1) 不法投棄

2) 不法投棄防止対策------→SBO107へ、国際問題化

3) リサイクル促進

3-1 医療廃棄物の適正処理方法

1) 医療系廃棄物の処理法

2) 処理容器

3) 医療系廃棄物の表示

4 マニフェスト制度について説明できる（SBO107）
5 PRTR 法について概説できる（SBO108）

学習のポイント
・マニフェスト制度導入の目的と制度の概要
・PRTR 法の概要とその目的

4-1 マニフェスト制度導入の目的：

　　　対象となる廃棄物：
　　　内容：処理責任者の責務
　　　紙媒体に加えて、電子媒体も導入

5-1 PRTR 法の目的：

　　　対象化学物質：
　　　対象事業者：
　　　年間届出排出量・移動量上位物質（平成 18 年度）：トルエン、キシレン、塩化メチレン

〔基本問題〕
次の記述のうち、正しいものには○、誤っているものには×を[　]に入れよ。
① 一般廃棄物の処理は、各市町村がその責任を負う。　　　　　　　　　[　]
② 有害性や感染性のある産業廃棄物の排出事業者は、排出後の廃棄物にも責任を持つことになっている。　　　　　　　　　　　　　　　　　　　　　　　　[　]
③ マニフェスト制度は、処理業者に産業廃棄物処理のプロセスの管理・記録を義務づけている。　　　　　　　　　　　　　　　　　　　　　　　　　　　　　[　]
④ 感染廃棄物の運搬には、密閉容器が用いられている。　　　　　　　　[　]
⑤ 薬剤師の資格を持っておれば、感染性廃棄物の管理責任者になることができる。
　　　　　　　　　　　　　　　　　　　　　　　　　　　　　　　　[　]
⑥ PRTR法は、再生資源の利用に関する法律である。　　　　　　　　　[　]
⑦ ペットボトルとアルミ缶は、容器包装リサイクル法の対象である。　　[　]

〔応用問題〕
次の記述のうち、正しいものには○、誤っているものには×を[　]に入れよ。
① 産業廃棄物の種類別排出量として最も多いものは汚泥である。（92回問99）
　　　　　　　　　　　　　　　　　　　　　　　　　　　　　　　　[　]
② 血液が付着している廃棄物でも、健常人から採血した血液であれば感染性廃棄物には分類されない。（89回問90）　　　　　　　　　　　　　　　　　　[　]
③ 施設内で滅菌消毒処理により感染因子を不活化しても、非感染性廃棄物として処理することはできない。（89回問90）　　　　　　　　　　　　　　　　[　]
④ バーゼル条約は、有害廃棄物の海洋投棄の規制に関する法律である。（改93回問91）　　　　　　　　　　　　　　　　　　　　　　　　　　　　　　[　]

第23章 環境保全と法的規制

1. 典型七公害とその現状、および四大公害について説明できる（SBO109）
2. 環境基本法の理念を説明できる（SBO110）
3. 大気汚染を防止するための法規制について説明できる（SBO111）
4. 水質汚濁を防止するための法規制について説明できる（SBO112）

学習のポイント

- 公害の定義と典型7公害
- 我が国における四大公害
- 環境基本法の理念
- 大気環境に関する法的規制
- 水環境に関する法的規制

1-1 公害の定義

1) 典型7公害と現状

2) 環境基準設定項目

1-2 我が国における四大公害とその原因物質

2-1 環境基本法

　　　　制定は1993年
　　　　高度成長に伴う、環境悪化の改善と防止

1) 環境基本法の理念
　1.
　2.
　3.

2) 環境基本計画
   a) 循環
   b) 共生
   c) 参画
   d) 国際的取り組み

3) 環境基準
基準設定項目
　　　→SBO91-94,97,98 へ

3-1 環境基本法ならびに大気環境関連法
4-1 環境基本法ならびに水環境関連法

環境基本法 ⎰ 大気関連法的規制
　　　　　　　1.
　　　　　　　2. 自動車 NOx・PM 法
　　　　　　　3. スパイクタイヤ禁止法
　　　　　　　4.
　　　　　⎱ 水質関連法的規制
　　　　　　　1.
　　　　　　　2. 瀬戸内海環境保全特別措置法
　　　　　　　3. 湖沼水質保全特別措置法
　　　　　　　4.
　　　　　　　5. 水道水源法
　　　　　　　6. 下水道法
　　　　　　　7. 浄化槽法
　　　　　　　8.

〔基本問題〕
次の記述のうち、正しいものには〇、誤っているものには×を[   ]に入れよ。
① イタイイタイ病の原因はカドミウムである。　　　　　　　　　　　[　]
② 水俣病の主要原因物質は、無機水銀である。　　　　　　　　　　　[　]
③ 四日市ぜん息の主要原因物質は窒素酸化物である。　　　　　　　　[　]
④ 油症の原因は、PCBおよびその関連物質である。　　　　　　　　　[　]
⑤ ダイオキシン類については、環境基準が設定されている。　　　　　[　]
⑥ 首都圏など特定の地域においては、自動車NOx・PM法が適用されている。
　　　　　　　　　　　　　　　　　　　　　　　　　　　　　　　　[　]

〔応用問題〕
次の記述のうち、正しいものには〇、誤っているものには×を[   ]に入れよ。
① 悪臭防止法では、人間の臭覚に基づいた臭気指数を用いることがある。（89回問89）　　　　　　　　　　　　　　　　　　　　　　　　　[　]
② 悪臭防止法では、特定の物質について事業所の敷地境界線における規制基準を決めている。（89回問89）　　　　　　　　　　　　　　　　　[　]
③ 一般粉じんについては、工場・事業場の敷地境界における大気中濃度の基準が設定されている。（93回問91）　　　　　　　　　　　　　　　[　]

章末問題解答

第1章
〔基本問題〕
① × ② ○ ③ × ④ × ⑤ × ⑥ ○ ⑦ × ⑧ ○ ⑨ ×
〔応用問題〕
① × ② ○ ③ ○ ④ × ⑤ ○ ⑥ ○ ⑦ × ⑧ × ⑨ ○

第2章
〔基本問題〕
① ○ ② × ③ ○ ④ ○ ⑤ × ⑥ ○ ⑦ ○
〔応用問題〕
① × ② × ③ ○ ④ ○ ⑤ ○ ⑥ ○ ⑦ × ⑧ ○ ⑨ ○

第3章
〔基本問題〕
① × ② ○ ③ × ④ × ⑤ ○ ⑥ ○ ⑦ ○
〔応用問題〕
① × ② × ③ ○ ④ × ⑤ ○ ⑥ ○ ⑦ ○

第4章
〔基本問題〕
1) ① つぼ型　② 従属人口　③ 昭和60年モデル人口　④ 健康水準
　　⑤ 妊娠満12週
2) ① × ② × ③ ○ ④ × ⑤ ○ ⑥ × ⑦ ○
〔応用問題〕
1) a × b ○ c ○ d ×　　2) a ○ b × c ○ d ×

第5章
〔基本問題〕
1) ① 悪性新生物　② 肺炎　③ 先天的要因　④ 減少
　　⑤ 気管、気管支及び肺
2) ① × ② × ③ × ④ × ⑤ ○
〔応用問題〕
1) a ○ b × c ○ d ×　　2) a × b ○ c ○ d ×

第6章
〔基本問題〕
① ○ ② × ③ × ④ × ⑤ × ⑥ × ⑦ ×
〔応用問題〕
1) a × b × c ○ d ○
2) 602 / 11 = 54.7

第 7 章
〔基本問題〕
① × ② × ③ × ④ ○ ⑤ × ⑥ ○ ⑦ × ⑧ × ⑨ ○ ⑩ ○ ⑪ ○
〔応用問題〕
a ○ b ○ c × d ○

第 8 章
〔基本問題〕
① ○ ② ○ ③ × ④ ○ ⑤ ○ ⑥ × ⑦ × ⑧ ○ ⑨ × ⑩ ○
〔応用問題〕
1) a × b × c ○ d ○ e ○　　2) a ○ b × c × d ○

第 9 章
〔基本問題〕
① × ② ○ ③ × ④ ○ ⑤ × ⑥ ○ ⑦ × ⑧ × ⑨ × ⑩ ○
〔応用問題〕
1) a ○ b ○ c × d × e ○　　2) a ○ b ○ c × d × e ×

第 10 章
〔基本問題〕
1) ① × ② ○ ③ ○ ④ ○ ⑤ ×　2) ① ○ ② ○ ③ × ④ × ⑤ ○
〔応用問題〕
1) a ○ b ○ c × d ×　2) a × b ○ c × d ○　3) a × b ○ c × d ○

第 11 章
〔基本問題〕
1) ① ○ ② × ③ ○ ④ ○ ⑤ ○
2) ①（熱中症）②（頸肩腕症候群）③（職業性レイノー症候群，白ろう病）
　　④（白内障）⑤（じん肺）
〔応用問題〕
1) a × b ○ c ○　　2) a × b × c ○ d ○

第 12 章
〔基本問題〕
1) 第Ⅰ相反応：[　酸化反応　][　還元反応　][　加水分解反応　]
　　第Ⅱ相反応：[　抱合反応　]
2) ① ○ ② × ③ × ④ × ⑤ ○ ⑥ ○ ⑦ ○ ⑧ ○ ⑨ ○ ⑩ × ⑪ ○
⑫ ×
〔応用問題〕
1) a ○ b × c ○ d ×　　　　2) a ○ b × c ○ d ×

第13章
〔基本問題〕
1) ① × ② ○ ③ × ④ × ⑤ ○ ⑥ ○ ⑦ × ⑧ ○ ⑨ ×
〔応用問題〕
1) a ○ b × c × d ○　　2) a × b ○ c ○

第14章
〔基本問題〕
1) LD50：[50%致死量]、ED50：[50%有効量]、NOEL：[無影響量]、
NOAEL：[無毒性量]、ADI：[1日許容摂取量]、VSD：[実質安全量]
2) ① × ② ○ ③ ○ ④ ○ ⑤ ○ ⑥ ○ ⑦ ○ ⑧ ○ ⑨ ○ ⑩ ○ ⑪ ×
〔応用問題〕
1) a ○ b × c × d ○　　2) a ○ b ○ c × d ×

第15章
〔基本問題〕
1) ① チオシアン酸イオン　② コリンエステラーゼ　③ カドミウム
　④ 可溶性（水溶性）キレート　⑤ 3価の鉄
2) ① ○ ② ○ ③ ○ ④ × ⑤ ×
〔応用問題〕
1) a × b ○ c ○　　2) a × b ○ c ×

第16章
〔基本問題〕
1) ① シーベルト（Sv）　② 大きい　③ 細胞分裂　④ 確率的影響　⑤ 高い
2) ① ○ ② × ③ × ④ ○ ⑤ ○
〔応用問題〕
1) a × b ○ c ×　　2) a × b ○ c ○ d ×

第17章
〔基本問題〕
1) 皮膚透過力：紫外線（ < ）赤外線　　UV-A（ < ）UV-B（ < ）UV-C
2) ① ○ ② × ③ ○ ④ ○ ⑤ ○ ⑥ ○ ⑦ ×
〔応用問題〕
1) a ○ b × c × d ○　　2) a ○ b × c × d ○

第18章
〔基本問題〕
① ○ ② ○ ③ ○ ④ ○ ⑤ × ⑥ × ⑦ ○ ⑧ × ⑨ ○ ⑩ ○ ⑪ ○
⑫ × ⑬ ○
⑭ × ⑮ ○
〔応用問題〕
① × ② ○ ③ × ④ × ⑤ ○ ⑥ ○ ⑦ ○

第19章
〔基本問題〕
① × ② × ③ × ④ × ⑤ ○ ⑥ ○ ⑦ ○ ⑧ ○ ⑨ ○ ⑩ ○
〔応用問題〕
① ○ ② × ③ ○ ④ ○ ⑤ ○ ⑥ × ⑦ ○ ⑧ ○ ⑨ × ⑩ ×

第20章
〔基本問題〕
1)（窒素）＞（酸素）＞（アルゴン）＞（二酸化炭素）
2) ① ○ ② × ③ × ④ ○ ⑤ ○ ⑥ ○ ⑦ ○
〔応用問題〕
1) a × b × c ○ d × e ○ 2) a × b × c ○ d ○

第21章
〔基本問題〕
1) ① ○ ② × ③ ○ ④ ○ ⑤ × ⑥ × ⑦ ○
〔応用問題〕
1) a ○ b × c × d ○　　2) a ○ b ○ c ○ d ○ e × f ×

第22章
〔基本問題〕
① ○ ② ○ ③ × ④ ○ ⑤ ○ ⑥ × ⑦ ○
〔応用問題〕
① ○ ② × ③ × ④ ×

第23章
〔基本問題〕
① ○ ② × ③ × ④ ○ ⑤ ○ ⑥ ○
〔応用問題〕
① ○ ② ○ ③ ×

索　引

ア
亜鉛　7
悪臭　150
アクリロニトリル　45
亜硝酸アミル　121
亜硝酸態窒素　138
亜硝酸ナトリウム　121
アシル抱合　104
アスパラギン酸アミノトランスフェラーゼ　13
アセチル抱合　104
アトウォーター係数　18
アフラトキシン　30, 44
アミノ酸　4
　　代謝　13
アミノ酸価　17
アミノ酸スコア　17
アミノ酸評点パターン　17
アミノ酸抱合　104
アラキドン酸　12
アラニンアミノトランスフェラーゼ　13
アルカリ性過マンガン酸法　142
アルドース　1
アレルギー物質　38
安全評価　117
アンモニア性窒素　138
α-アミノ酸　3
ALT　13
AST　13
IDL　16
RQ　19

イ
硫黄酸化物　146
異化代謝経路　13
一原子酸素添加反応　102
一日許容摂取量　117
一類感染症　85
一酸化炭素　114, 146
一般毒性試験　111
遺伝子組換え食品　37
遺伝子突然変異試験　112
イニシエーター　109
異物代謝　101
医薬品
　　薬剤師　79
医療廃棄物　153

因果関係　70
院内感染症　81
EDTA　121
EER　21

ウ
ウイルス性肝炎　84
ウイルス性出血熱　82
ウインクラー法　142
ウシ海綿状脳症　82

エ
エイコサペンタエン酸　12
エイズ　82
栄養機能食品　36
栄養強化剤　32
栄養素　1
　　消化・吸収　9
　　食事摂取基準　21
　　摂取量の年次推移　22
疫学　63
　　三要因　63, 64
疫学研究　63
エタノール　121
エチレンジアミン四酢酸　121
エルゴタミン　44
塩化シアン　138
塩化ビニル　45
塩化物イオン　138
塩基性アミノ酸　4
塩基対置換型変異　108
塩素　6
塩素消費量　136
塩素処理　136
塩素要求量　136
ADI　117
Ames（エイムス）試験　108
HACCPシステム　45
HDL　16
LCAT　16
LDL　16
LDL受容体　16
n-3系不飽和脂肪酸　12
n-6系不飽和脂肪酸　12
N-ニトロソ化合物　30
NOAEL　117
NOEL　117
NPRQ　19
NPU　17
SOD　116

SS　141
STD　91

オ
横断的研究　64
オッズ　65
オッズ比　66
汚泥消化法　139
音圧レベル　150

カ
解糖系　10
貝毒　43
介入研究　64
化学的酸素要求量　141
化学物質
　　代謝・代謝活性化　101
　　発癌　107
　　突然変異　108
　　毒性　111
　　用量-反応関係　117
　　中毒と処置　121
　　環境内動態　133
化学物質の安全性についての基準　112
化学物質の審査及び製造等の規制に関する法律　118
過酸化物価　27
加重等価騒音レベル　150
化審法　118
加水分解反応　103
偏り　69
カタラーゼ　116
カタ冷却力　149
活性汚泥法　139
カドミウム　45, 113
カビ毒　30
ガラクトース血症　78
カリウム　6
カルシウム　6
カルバメート剤　114
カルバリル　45
カルボニル価　27
感覚温度　150
換気　150
環境衛生
　　薬剤師　79
環境基本法　157
環境ホルモン　119
癌原遺伝子　109

癌原性試験　112
還元反応　103
患者-対照研究　64
感染症　81
感染症統計　85
感染症法　85
感染症類型　89
甘味料　31
癌抑制遺伝子　109

キ

気温　149
危険因子　96
気湿　149
記述疫学　64
寄生虫　84
基礎代謝基準値　19
基礎代謝量　18
気動　149
逆転層　146
急性灰白髄炎　84
狂牛病　82
寄与危険度　68
寄与危険度割合　68
キロミクロン　16
金属水銀　113
金属中毒　99

ク

空気成分　145
クリプトスポリジウム　136
グルクロン酸抱合　104
グルコース　1
グルタチオン　116
グルタチオンペルオキシダーゼ
　　116
グルタチオン抱合　104
グルタミン酸　30
クレチン症　78
クロム（3価）　7
クロム（6価）　114
クロロフェノール　136

ケ

下水処理　139
下水道普及率　139
結核　83
結合残留塩素　136
ケト原性アミノ酸　14
ケトース　1
ケトン体
　　生合成　12
減圧症　99
嫌気性生物処理法　139

健康増進法　76
健康日本21　73, 76
原水　135
原虫性経口感染症　84

コ

公害　157
光化学オキシダント　146
合計特殊出生率　54
高血圧症　95
抗酸化剤　28
合成着色料　32
後天性免疫不全症候群　82
硬度　138
高密度リポタンパク質　16
交絡因子　70
呼吸商　19
国際感染症　82
国勢調査　47
国民生活基礎調査　50
50歳以上死亡割合　52
コバルト　7
コプラナーPCB　115
コホート研究　64, 67
五類感染症　87
コレステロール
　　生合成　12
コレラ　82, 84

サ

サイカシン　30
細菌性食中毒　42
細菌性赤痢　84
再興感染症　83
在郷軍人病　150
再生産率　54, 60
殺菌剤　32
サルモネラ食中毒　83
酸価　27
酸化池法　139
酸化反応　102
酸化防止剤　32
産業排水処理　140
酸性アミノ酸　4
酸性高温過マンガン酸法　142
三大栄養素　1
酸敗　27
酸味料　32
残留塩素　138
三類感染症　86
SARS　82

シ

シアン　140

シアン化合物　138
死因順位　59
ジェオスミン　136
四塩化炭素　115
紫外線　129
子宮内感染　90
シクロクロロチン　30
死産率　53
脂質　2
　　消化・吸収　9
　　代謝　11
自然増加率　55
自然毒食中毒　43
シックハウス症候群　150
実効線量　123
実質安全量　117
疾病（傷病）統計　50
疾病予防　75
　　薬剤師の任務　79
指定感染症　89
シトクロムP450　102
脂肪酸　3
　　異化代謝　11
死亡統計　52
死亡統計指標　52
死亡率　52
ジメルカプロール　121
弱毒生ワクチン　92
臭気指数　150
重金属　140
周産期死亡率　53
重症急性呼吸器症候群　82
従属人口指数　49
出生率　55
受療率　51
小核試験　108, 112
硝酸態窒素　138
浄水処理工程　136
脂溶性ビタミン　5
正味タンパク質利用効率　17
症例-対照研究　64, 65
職業癌　99
職業病　99
食事摂取基準　20
食中毒　41
食品衛生法　33
食品栄養
　　薬剤師　79
食品汚染　45, 124
食品添加物　31
食品添加物公定書　33
食物アレルギー　38
食物繊維　7
食物連鎖　133

索引

新型インフルエンザ 88
新感染症 88
神経芽細胞腫 78
新興感染症 82
人工甘味料 32
人口静態 47
人口統計 47
人口動態 50
人口ピラミッド 48
新生児死亡率 53
新生児マススクリーニング 78
身体活動レベル 21
人畜共通感染症 83
振動 150
振動障害 99
じん肺 99
COD 141, 142
GLP 112

ス

水銀 133
水質汚濁 141
水素イオン濃度 141
推定エネルギー必要量 21
水道水
　水質基準 137
　試験法 137
水道水普及率 135
水分活性 25
水溶性ビタミン 5
スズ 114
ステリグマトシスチン 30, 44
ストレッカー分解 29
スーパーオキシドジスムターゼ 116

セ

生活習慣病 95
制限アミノ酸 17
性行為感染症 91
生態学的研究 64
生態系 131
生物価 17
生物化学酸素要求量 141
生物圏 131
生物濃縮 133
生物膜法 139
生命表 53
世界人口 60
赤外線 129
セレン 7
全亜鉛 141
染色体異常試験 108, 112

全窒素 141
先天性代謝異常症検査 78
先天性副腎過形成症 78
全有機炭素 138
全リン 141

ソ

騒音 150
騒音性難聴 99
早期新生児死亡率 53
相対危険度 67
増粘剤 31
粗死亡率 52

タ

第一次予防 75
第Ⅰ相反応 102
ダイオキシン類 119
大気汚染物質 145, 146
大気の汚染に係る環境基準 145
第三次予防 75
大腸菌群数 141
第二次予防 75
第Ⅱ相反応 104
耐容一日摂取量 117
多糖類 2
単糖類 2
タンパク質 3, 4
　消化・吸収 9
断面研究 64
WECPNL 150
WHO 73

チ

チオバルビツール酸価 27
チオ硫酸ナトリウム水和物 121
地下水 135
地球環境 131
地球規模の環境問題 132
窒素酸化物 146
窒素平衡 17
地表水 135
着色料 31
中間密度リポタンパク質 16
中性アミノ酸 4
腸管出血性大腸炎 82
腸管出血性大腸菌感染症 84
腸チフス 84
超低密度リポタンパク質 16
調味料 31
沈殿 136

ツ

通院者率 51

テ

定期予防接種 92
低沸点有機塩素化合物 140
低密度リポタンパク質 16
鉄 6
テトラクロロエチレン 115
デフェロキサミン 121
典型7公害 157
伝染性下痢症 84
電離放射線 123
2,4-D 45
DDE 119
DDT 119
DO 141, 142
TCA回路 10
TDI 117
TOC 138

ト

銅 6
等価線量 123
糖原性アミノ酸 14
糖脂質 3
糖質 1
　消化・吸収 9
　代謝 10
糖新生 14
糖尿病 95
トキソイドワクチン 92
特殊毒性試験 112
毒性試験 111
特定保健用食品 35
特別用途食品 35
ドコサヘキサエン酸 12
トリアシルグリセロール 9
鳥インフルエンザ 89
トリクロロエチレン 115
トリハロメタン 136
トリブチルスズ 119
トリブチルスズオキシド 114
トリプトファン 30

ナ

ナイアシン 5
内分泌撹乱化学物質 119
ナトリウム 6

ニ

二クロム酸法 142
二糖類 2, 9

ニバレノール　44
日本人口　60
乳児死亡率　53
尿素回路　14
二類感染症　85
妊産婦死亡率　53

ネ

熱中症　99
熱輻射　149
年少人口指数　49
年齢階級別死因　59
年齢3区分別人口　49, 55
年齢3区分別人口割合　60
年齢調整死亡率　52

ノ

ノニルフェノール　119

ハ

バイアス　69
廃棄物　153
廃棄物処理　153
発癌物質　30, 107
発色剤　31
パラコート　114
パラチオン　45
パラチフス　84
パントテン酸　5
2-PAM　121

ヒ

ビオチン　5
ビスフェノールA　45, 119
ヒ素　45, 114, 133
ヒ素化合物　140
ビタミン　5
ビタミンA　5
ビタミンB_1　5
ビタミンB_2　5
ビタミンB_6　5
ビタミンB_{12}　5
ビタミンC　5
ビタミンD　5
ビタミンE　6
ビタミンK_1　6
ビタミンK_2　6
非タンパク質呼吸商　19
必須アミノ酸　3
必須脂肪酸　2
必須微量元素　6
非電離放射線　129
被曝　124, 126
肥満　95

漂白剤　32
標本誤差　69
日和見感染症　81
ピロリ菌胃潰瘍　82
ビンクロゾリン　119
BAL　121
BOD　141, 142
BV　17
PAL　21
PCB　119, 133, 140
PCDD　115
PCDF　115
pH　141
PMI　52
PRTR法　154

フ

富栄養化　143
フェニトロチオン　45
フェニルケトン尿症　78
不活化ワクチン　92
フグ毒　43
プタキロシド　30
フッ素　7, 140
腐敗　25, 26
不法投棄　153
不飽和脂肪酸
　　生合成　12
浮遊物質量　141
浮遊粒子状物質　146
プリオン病　82
フレームシフト型変異　108
プロモーター　109
分析疫学　64
VDT障害　99
VLDL　16
VSD　117

ヘ

平均寿命　53
平均余命　53
n-ヘキサン抽出物質　141
ペタシテニン　30
ヘテロサイクリックアミン　30
D-ペニシラミン　121
ヘムタンパク質　102
変異原性試験　108
変質試験　28
ベンゼン　115
変敗　27

ホ

防かび剤　32

抱合　104
放射性核種　125
放射線　124
防虫剤　32
飽和脂肪酸
　　生合成　12
保健機能食品　35
母子感染症　90
保存料　32
ホモシスチン尿症　78
ポリ塩化ジベンゾフラン　45, 115
ポリ塩化ダイオキシン　115
ポリオ　84
ホルムアルデヒド　45

マ

マイコトキシン　30, 44
マグネシウム　6
マニフェスト制度　154
マラリア　83
マンガン　7

ミ

ミクロシスチン　136
ミネラル　6

ム

無影響量　117
無機質　6
無機水銀　113
無機鉛　114
無毒性量　117

メ

メイラード反応　29
メタロチオネイン　116
2-メチルイソボルネオール　136
メチル水銀　45, 113
メープルシロップ尿症　78
メラニン色素　29

モ

モノフルオロ酢酸ナトリウム　114
モリブデン　7

ユ

有機塩素系農薬　114
有機溶剤中毒　99
有機リン剤　114
有効半減期　124
有訴者率　51

有病率 51
遊離残留塩素 136

ヨ

要因-対照研究 64
ヨウ化プラリドキシム 121
葉酸 5
ヨウ素 6
ヨウ素価 28
溶存酸素 141
予防接種 77, 92
四大公害 157
四類感染症 86

リ

罹患率 51
リポタンパク質 15, 16
リポタンパク質リパーゼ 16
硫化水素 114
硫酸アトロピン 121
硫酸抱合 104
リン 6
リン脂質 3

ル

ルテオスカイリン 30, 44

レ

レジオネラ症 82
レシチン-コレステロールアシルトランスフェラーゼ 16

ロ

老年化指数 49
老年人口指数 49
ろ過 136
六価クロム 140

ワ

ワクチン 92

衛生薬学サブノート

定価（本体 2,000 円 + 税）

編者承認
検印省略

編者	岡野 登志夫
	山﨑 裕康
	佐藤 雅彦
	鍛冶 利幸

平成 21 年 3 月 5 日　初版発行Ⓒ

発行者　廣川 節男
東京都文京区本郷 3 丁目 27 番 14 号

発行所　株式会社　廣川書店

〒 113-0033　東京都文京区本郷 3 丁目 27 番 14 号

〔編集〕電話 03(3815)3656　FAX 03(5684)7030
〔販売〕電話 03(3815)3652　FAX 03(3815)3650

Hirokawa Publishing Co.
27-14, Hongō-3, Bunkyo-ku, Tokyo

最新 薬物治療学

京都大学教授　赤池　昭紀
北里大学教授　石井　邦雄　編集
明治薬科大学教授　越前　宏俊
京都大学教授　金子　周司

B5判　490頁　5,250円

薬学教育モデル・コアカリキュラムにおける「薬物治療」の内容をカバーしつつ，最適な薬物治療に向けて薬剤師が持つべき疾病の病態と薬物治療に関して，必要かつ十分な記述をもつ教科書としてまとめた．

専門基礎：化学入門 その論理と表現

東京大学名誉教授　藤原　鎭男　著

A5判　130頁　1,890円

本書は，専門科目としての「化学」の学習を始める前に，学生諸君がその準備として持つべき心構えと，知識を示している．主として，これから大学院課程の「化学」に進もうとする学生を対象にしている．
主要目次：元素の周期律／原子構造／近代科学の基本量／科学知識の表現／文献／数値・事象／画像／専門学習助言／科学をなぜ学ぶか．どう学ぶか

薬学生のための 生物物理化学入門

北海道大学教授　加茂　直樹
徳島大学教授　嶋林　三郎　編集

B5判　200頁　3,150円

薬学生初心者対象の教科書，生体構成分子，生体膜，医薬品の作用，生体のエネルギー源，酵素反応などを本文8章と特別講義6講で解説，薬学会モデル・コアカリキュラム，国試出題基準，日本薬局方関連事項にも着目して執筆．豊富な練習問題で定期試験・薬剤師国家試験対策もOK．この教科書一冊で「関連分野にこわいものなし」．

薬学領域の物理化学

帝京平成大学教授
東京薬科大学名誉教授　渋谷　皓　編集

A5判　380頁　5,460円

"薬学教育モデル・コアカリキュラム"のC1の物理化学領域の項目を網羅した．各章の冒頭にはコアカリキュラムに則した学習目標を記載し，各章の内容を薬学生の物理学，数学の学力で確実に理解できるようにわかりやすく記述した．章末の演習問題で理解度をチェックできる．

物理化学テキスト

松山大学教授　葛谷昌之　編集

B5判　250頁　4,200円

「構造」「物性」「反応」の3部構成にし，平易な表現でかつ，簡潔にを目標に執筆した．各項目にSBOを明記し，薬学共用試験及び薬剤師国家試験への対応も施した．

わかりやすい医療英語

名城大学名誉教授　鈴木　英次　編集

B5判　250頁　3,150円

本書は，薬学，看護学などの学生を対象とする．高頻度の医療単語の語源，基礎から臨床分野の英文を厳選し，詳しい語句の解説と演習によって，正確な和訳の習得を目指した．テキスト，自習書として最適である．

CBT対策と演習シリーズ

薬学教育研究会　編

A5判　各130～250頁　各1,890円

本シリーズは，CBTに対応できる最低限の基礎学力の養成をめざした問題集である．
〈既刊〉有機化学 1,890円／分析化学 1,890円／薬理学 1,890円
〈近刊〉薬剤学／衛生薬学／生化学／機器分析

廣川書店
Hirokawa Publishing Company

113-0033　東京都文京区本郷3丁目27番14号
電話03(3815)3652　FAX03(3815)3650　http://www.hirokawa-shoten.co.jp/